KB259937

마늘, 내 몸을 살린다

마늘, 내 몸을 살린다

마늘, 내 몸을 살린다

펴 냄	2009년 3월 15일 1판 1쇄 박음 | 2009년 3월 20일 1판 1쇄 펴냄
지은이	김미리 지음
펴낸이	김철종
펴낸곳	(주)한언
	등록번호 제1-128호 / 등록일자 1983. 9. 30
주 소	서울시 마포구 신수동 63-14 구 프라자 6층 (우 121-854)
	TEL. 02-701-6616(대) / FAX. 02-701-4449
책임편집	이기표
디자인	김하늘
홈페이지	www.haneon.com
e-mail	haneon@haneon.com

이 책의 무단전재 및 복제를 금합니다.

잘못 만들어진 책은 구입하신 서점에서 바꾸어 드립니다.

ISBN 978-89-5596-526-1   03510

마늘, 내 몸을 살린다

김미리 지음

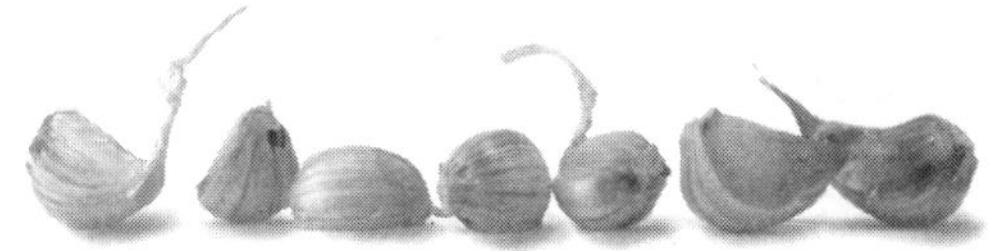

기적의 마늘식이요법으로 당신의 건강을 되살리세요.

마늘은 장수의 비결이다

사람은 누구나 무병장수하길 소망한다. 독자도 그렇다면 필자는 마늘을 추천한다. 마늘처럼 오래 전부터 현재까지 사람의 질병을 예방하고 치료하는 데 사용되어온 먹을거리도 드물다.

마늘의 약효는 동서고금을 막론하고 잘 알려져 있다. 고대 의학에 기록된 마늘의 효능은 강장·피로회복을 비롯하여 20여 가지가 넘고, 서양 중세에는 전염병치료용·상처치료외용약으로, 중국 《본초강목》에는 거의 만병통치에 가깝다고 기록되어 있다.

그동안 마늘의 효능을 규명하기 위해 현대 과학기술이 동원되어 과학적인 자료들은 많이 축적했다. 이 같은 자료를 근거로 마늘은 2002년 《타임》지가 선정한 10대 건강식품으로 선정되었으며, 미국국립암연구소(NCI)가 선정한, 항암작용을 나타내는 48가지 음식 중 최고로 선정되기도 했다.

인류는 생존을 위해 음식을 먹고 거기서 영양소를 얻어 생명을 유지한다. 그런데 마늘은 옛날부터 단순히 배를 채우는 것보다 질병예방과 치료의 기능으로 사용됐다. 마늘은 질병을 예방하고 더 나아가 병을 치료하는 건강식품인 것이다.

마늘은 항균, 면역, 항암 효과를 비롯해서 효과가 매우 다양하다. 우리나라에도 마늘 성분을 의약품으로 개발해서 성공한 예가 있다. 이 같은 마늘의 효능은 어디서 오는 것일까? 이런 성분은 생마늘에만 있는 것인가? 가열하면 없어지는 것은 아닐까? 이런 의문은 오래 전부터 사람들의 관심사였다.

마늘 하면 가장 먼저 떠오르는 것은 매운맛과 냄새일 것이다. 마늘의 효능은 어디에서 오는가에 대해 과학적인 연구가 진행되면서 많은 연구자들이 마늘의 강한 냄새에 그 비밀이 숨어 있을 거라고 믿었다. 그리고 1942년 마늘냄새의 정체가 '알리신' 이라는 것을 발견하게 되었다.

알리신은 생마늘을 다질 때 나는 매운맛의 성분으로 전염병을 치료하거나 세균을 죽이는 데 사용됐기 때문에 대부분의 사람들은 생마늘로 먹어야, 즉 매운맛이 나는 그대로 먹어야 효능이 있다고 알고 있다. 어떤 면에서는 맞다. 그러나 100% 맞는 말은 아니다. 이 책에서는 마늘에 대한 궁금증을 과학적으로 연구된 결과를 바탕으로 해소해 주려고 했다.

마늘의 미스터리 같은 효능에 대한 답을 찾기 위해 지금까지도 많은 학자들이 연구결과를 내놓고 있지만 어떤 경우에는 상반된 결과가 있을 정도로 다양하다. 그도 그럴 만한 것이 마늘의 냄새성분인 함황성분은 여건에 따라 빠르게 변하기 때문에 해석이 참으로 애매한 경우가 많기 때문이다. 그러나 필자는 학자들의 연구결과와 직접 연구한 결과를 바탕으로 최대한 정확한 답을 찾아 독자에게 혼동을 주지 않고 건강을 좋게 만드는 데 도움을 주려고 노력하였다.

마늘은 웰빙을 넘어 로하스(LOHAS) 시대에 맞는 식품이다. 필자는 이 책을 읽고 독자가 마늘을 바르게 이해하고 건강을 지켰으면 하는 간절한 마음이 있다. 이 책은 비교적 쉽게 서술되어 있지만 그 바탕에는 지금까지 연구된 식품영양학, 의학 연구 결과가 뒷받침되어 있다.

이 책을 완성하기까지 약 4년이 걸렸다. 마늘에 대한 연구를 1979년에 시작하여 지금에 이르기까지 학계에서 특별강연활동과 논문 발표를 했다. 그러다가 한언출판사로부터 일반 독자에게도 마늘의 좋은 점을 알게 해줄 필요가 있다고 집필을 부탁받았다.

원고청탁을 받을 때만 해도 국내에 출간된 마늘 책이 별로 없었다. 하지만 일반 독자에게 전문지식을 잘 전달할 수 있을까 고민하면서 수락했다. 그러나 개인적인 일로 바빠서 집필을 미루던 사이에 마늘 관련된 책이 여러 권 나와 차별화라는 고민까지 해야 했다.

그래서 처음에 구상한 원고를 대폭 수정했다. 그동안 새로 알려진 연구 결과를 독자에게 알려줘서, 마늘이 어디에 어떻게 좋은지 자세하게 알려주고 쉽게 이해시키려고 1년 이상 많은 노력을 하였다.

이 책을 집필하는 데 많은 도움을 준 충남대학교 식품영양학과 전통

음식 및 기능성 식품 연구실 연구원 및 대학원생들에게 감사드린다. 특히 마늘 영양밥을 비롯한 여러 가지 마늘 요리를 직접 만들고 레시피를 마련하고 정리하는 데 도움을 준 심은경 선생님과 전미라 선생님에게 감사드린다. 마늘 관련 사례자 수집에 도움을 준 (주)천호식품에도 감사드린다. 무엇보다 이 책을 완성하게 해주신 하나님께 감사드리며, 마지막으로 이 책이 독자에게 잘 이해될 수 있도록 편집 및 교정에 수고를 아끼지 않은 한언출판사 이기표 편집자 및 출판관계자 여러분에게도 감사드린다.

2009년 3월 김 미 리

CONTENTS

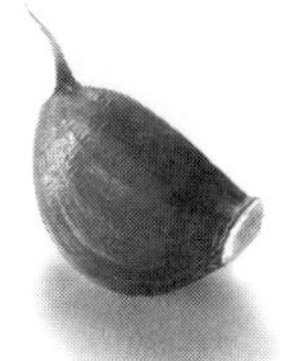

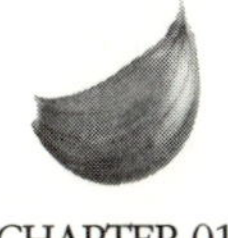

마늘의 기적을 체험한 사람들

인간이 만든 먹을거리는 질병을 일으키지만, 자연이 만든
먹을거리는 기적을 일으킨다. 주변을 살펴보면
몸에 좋은 음식은 많이 있지만, 마늘처럼 오랜기간 사용된
음식은 드물다. 마늘의 기적을 체험해 보자.

마늘의 기적을 체험한 사람들

'마늘' 하면 독자는 어떤 생각부터 드는가? 곰과 호랑이가 마늘과 쑥을 먹고 사람이 됐다는 단군신화 이야기부터, 우리가 일상적으로 먹는 반찬의 맛을 풍요롭게 해주는 양념이라는 것까지…. 마늘은 모르는 사람이 없을 정도로 익숙한 식품이다.

그런데 필자는 이 책에서 마늘의 한 가지 새로운 점을 이야기하고 싶다. 어떻게 보면 전혀 새로울 것 없는 것처럼 느껴지기 때문에 그러지 않도록 장치를 하나 마련하고 넘어 가겠다. 마늘에 대해 당신이 갖고 있는 착각은 다음과 같다.

"나 ○○○은 마늘을 꾸준히 먹으면 건강이 좋아진다는 사실을 이미 알고 있다."

많은 사람들이 이 문장을 읽으면서 그렇다고 고개를 끄덕일 것이다. 당신도 혹시 그렇게 생각하고 있는가? 그렇다면 당신도 착각에 빠진 사람일 가능성이 높다. 아니라고? 그렇다면 필자가 하나만 물어보겠다. "마늘이 대체 어디에 어떻게 좋은 것이요?" 십중팔구는 아마 묵묵부답일 것이다.

대답을 하지 못했다고 위축되지 말자. 대부분의 사람들이 마늘을 먹으면 '몸에 좋다'고만 알고 있다. 그런데 그게 전부다. 마늘이 어디에 좋고, 마늘의 어떤 성분이 신체 기능을 강화하는지, 어떻게 먹어야 하는지는 거의 모른다.

필자가 진심으로 독자를 생각해서 말하는데, 이런 식으로 아는 것은 모르는 것보다 훨씬 나쁘다. 모르는 사람은 자신이 마늘을 알아야 이용할 수 있다고 생각하기 때문에 정확한 지식을 알려고 하고 그것을 자신에게 적용하려는 노력을 한다.

하지만 대충 아는 사람은? 안다고 말하는 순간 마치 마늘을 전부 다 안다고 착각해버린다. '마늘 먹으면 건강해 지는 거? 그거 누가 모르나~' 라고 생각하고 그냥 흘려듣고 만다. 마늘만 제대로 먹어도 자신의 질병을 고칠 수 있는데, 단순하게 '안다'고 생각해버려서 몸을 좋게 만들 수 있는 기회까지 날려버리고 만다.

아마 독자 주변에도 있겠지만, 마늘을 먹고 건강을 회복한 사람들이 많이 있다. 해결책이 없다고 알려진 암환자부터 고혈압 같은 생활병까지 마늘로 건강해진 사람은 매우 많다. 독자는 여기 제1장에서 마늘로 질병을 극복한 사람들의 이야기를 읽게 될 것이다. 그런데 마늘의 기적을 체험한 사람들의 이야기로 들어가기 전에 두 가지 일러두고 싶은 것이 있다. 그 부분은 많은 사람들이 놓치기 쉽기 때문에 주의해서 읽기 바란다.

마늘로 병을 극복한 사람들은 비슷한 질병을 가진 사람들에게 일종의 영웅이나 다름없다. 건강한 사람들의 눈에는 뭐 그냥 그렇게 보이겠지만, 건강이 나빠져서 일종의 소외감을 느껴본 사람이라면 그런 사람들이 얼마나 대단해 보이는지 아주 잘 알 것이다. 아파본 사람들의 관점에선 그들은 틀림없는 영웅이다.

여기서 독자들이 반드시 놓치지 말아야 하는 포인트는 바로 '그들은 마늘을 대충 생각하지 않았다' 는 점과 '질병을 극복하기 위해 오래도록 갖고 있었던 생활습관도 과감하게 포기했다' 는 점이다.

수십 년간 유지했던 습관을 바꾼다는 것이 얼마나 어려운 일인지 아마 잘 모를 것이다. 짜게 먹는 식습관을 가진 사람은 반찬을 싱겁게 먹는 것이 보통 어려운 일이 아니라는 것을 안다. 십년 동안 매일 커피 한 잔을 마셨던 사람이 당장 지금부터 커피를 끊을 수 있을까? 이런 것처럼 생활습관을 순식간에 바꾸는 것은 매우 어려운 일이다. 그럼에도 불구하고 마늘의 기적을 체험한 사람들은 그것에 성공했고, 그랬기 때문에 질병을 극복할 수 있었다.

한자 성어 중에 고진감래(苦盡甘來)라는 말이 있다. 고생 끝에 단맛이 온다는 말인데, 병에 다가서는 이야기도 이와 같다. 고통스러운 과정 끝에 질병극복이라는 열매가 있는 것이니 독자도 이 점에 주목하고 사람들의 이야기 속으로 들어가 보자.

말기 방광암을 극복하다 – 이정갑(男, 69세 서울 마포)

　TV나 뉴스에서 암이나 암환자에 대해 떠들어댔을 때에도 설마 내가 암환자가 되리라고는 상상도 하지 못했었다. 그러던 어느 날 소변을 보는데 피가 보이기 시작했다. 소변에 조금 섞여 나오는 것이 아니라 오줌 줄기 자체가 시뻘건 피 색이었다. 몸에서 피가 뿜어져나가는 것 같아 끔찍한 기분이었다. 원래 건강했던 내가 왜 암에 걸렸을까?

　모든 질병의 근원은 마음이라는 말을 많이 한다. 나의 경우도 그랬다. 아내를 잃은 슬픔, 그것이 내 몸 안에 응어리로 남아 암이 되었다. 아내가 뇌출혈로 쓰러진 때는 1996년, 아내가 57세였다.

　그때는 첫째가 장성해서 결혼하고, 손자를 낳아 아이 보는 재미를 한창 느끼던 평화로운 날들이었다. 그런데 갑자기 아내가 쓰러져 의식을 잃었다. 병원에서는 뇌출혈로 진단하고 바로 수술에 들어갔다. 아내의 회복을 간절히 바랐으나 수술 후 10일 만에 아내는 나의 곁을 영원히 떠나고 말았다.

　원래 남녀사이라는 게 그렇다. 처음 만나서 2~3년은 뜨겁게 사랑하지만 결혼해서 생활에 치이면 점점 무덤덤하게 된다. 사랑이 식어 간다는 말이 아니라 사랑에서 깊은 정으로 옮겨 간다는 말이다.

　나중에는 공기처럼 나와 내 가족 옆에 항상 있어주는 여자라고 생각하게 된다. 그런데 그런 존재가 없어졌으니 나의 상실감은 이루 말 할 수가 없었다. 회사에 나가도 아내의 존재가 그리워 일이 손에 잡히지 않았고, 집에 들어가도 아내의 빈자리가 사무치게 쓸쓸했다.

언제까지라도 내 옆에 있어줄 것 같았던 아내를 이제 볼 수 없다고 생각하니 눈물이 계속 흘렀다. 병원 측에서는 수술 과정에서 아무런 실수가 없었다고 말했지만 나는 그 말을 믿을 수 없었다. 갑작스럽게 세상을 떠나기에 아내는 너무나 멀쩡했기 때문이다.

나는 병원에 수술 기록을 요청했다. 수술 할 때면 의료진이 과정을 기록하게 되어 있다. 그것을 보면 의혹이 풀릴 것이라 믿었기 때문이다. 그리고 수술과정을 꼼꼼하게 검토했다. 수술할 때 사용했던 약품을 만드는 회사에 연락하여 수술 시 주의해야 할 것을 알아내고 수술기록과 하나하나 대조했다. 그리고 마침내 병원 측의 명백한 실수를 발견했다.

제약회사의 주의사항에는 뇌수술이 끝나고 혈관을 봉합할 때 식염수를 써서는 안 된다고 나와 있었다. 만약 식염수를 사용하면 접착 부위가 녹아서 봉합이 풀려 출혈이 다시 일어날 수 있기 때문이다.

하지만 의사는 수술 일지에 버젓이 식염수를 사용했다고 기록해 놓았다. 이런 기본적인 주의사항도 숙지하지 않고 아내를 죽음으로 몰아간 의사들을 생각하니 분노가 치솟았다. 뻔뻔한 얼굴로 수술 과정에는 아무런 실수가 없었다고 잡아떼던 의사들을 생각하니 그들을 죽도록 두들겨 패고 싶다는 생각이 들었다.

결국 수술에 참여했던 의사 5명이 내 앞에서 무릎을 꿇고 사죄했지만 내 마음 속 응어리는 쉽게 가시지 않았다. 진심어린 사과를 수천 번을 받더라도 아내를 다시 살려낼 수는 없었기 때문이다.

사랑하는 아내를 잃어보지 않은 사람은 이 슬픔을 절대 알 수 없다.

살아남아 있는 사람이 느끼는 스트레스가 얼마나 큰 것인지 절대로 알 수 없으리라.

나는 예전에 식습관도 나쁘지 않았고 평소에 잘 아프지도 않던 사람이었다. 하지만 아내를 잃은 후 7~8개월 동안 극심한 스트레스를 받았고, 97년 9월부터 소변에 피가 섞여 나오기 시작했다. 그리고 얼마 지나지 않아 병원에서 방광암 말기 판정을 받았다.

심리적인 면이 건강에 미치는 영향은 매우 크다. 정신적으로 충격을 받게 되면 면역력이 떨어지고 병균이 활성화되어 질병에 걸릴 확률이 높아진다. 내 경우는 아내를 잃었다는 상실감과 스트레스가 합해져서 암이라는 병으로 나타난 것이다.

의사는 나에게 앞으로 6개월 후면 죽을 가능성이 높다며 수술을 하자고 했다. 하지만 나는 그 자리에서 의사의 제안을 거부했다. 내 친구와 처남, 사돈어른이 유명한 의사들에게 암 수술을 받았지만, 항암치료와 방사선 치료를 받고 1~2년 사이에 죽어버린 경우를 봤기 때문이다. 만약 나도 수술을 받는다면 2년 이내에 죽게 될 것이라고 생각했다.

일단 병원을 빠져나와 찻집에 혼자 앉았다. 상황이 참 가혹하다는 생각이 들면서 피식 웃음이 났다. 아이들 때문이었다. 어머니를 잃어버리고 시름이 깊어진 자식들에게 나까지 암에 걸렸다고 어떻게 말 할 수 있겠는가?

내가 만약 그 사실을 그때 아이들에게 바로 알렸다면 아이들이 겪게 될 정신적인 충격은 얼마나 컸겠는가. 당분간 암에 걸린 사실을 혼자만의 비밀로 간직하기로 했다.

종이 한 장을 얻어서 180일이라고 썼다. 앞으로 내게 남은 시간이었다. 그리고 빈 종이에 180개의 칸을 만들어 죽음을 준비하는 메모를 시작했다. 재산을 정리해서 자식들에게 나눠 줄 시간, 사업을 정리하고 인수인계할 시간, 주변 인간관계를 정리할 시간. 막상 적어놓고 보니 180일이 삶을 마감하는 데는 그렇게 부족한 시간은 아니었다.

걸리는 것은 막내딸이었다. 첫째 딸과 둘째 아들은 결혼을 시켜서 마음이 놓였지만 당시 23살이던 막내딸은 아직 미혼이었다. 자식에게 짝을 찾아주지 못하고 죽게 된다고 생각하니 아쉬움도 만만치 않았다.

잠깐 막내딸 이야기를 하자면, 내가 암 판정을 받았던 당시 막내딸은 덩치 크고 건달 같은 이미지를 갖고 있던 사내와 연애를 하고 있었다. 고졸의 학력에 빈둥거리고 노는 것 같아 딸과 헤어지라고 했다. 그냥 그렇게 말하면 듣지 않을 것 같아서 만약 내 딸과 결혼하고 싶으면 대학에 가라고 했다. 입학하는 순간 둘을 결혼시키고 대학4년 등록금도 바로 주겠다고 약속했다. 그러면 딸과 헤어질 거라 생각했다.

사내 녀석이 시골에 내려가서 공부한다기에 처음에는 폼만 잡는 줄 알았다. 24살이면 고3 학생들보다 공부 감각이 아무래도 떨어지기 때문이다. 그러다 말겠거니 했는데 명지대학교에 보란 듯이 합격했다.

나도 약속을 지켰다. 딸을 결혼 시키고 4년 등록금도 줬다. 나중에 사돈에게 내가 암에 걸려 얼마 살 수 없었기 때문에 그때 일부러 모질게 대했다고 말했다.

지금에야 말하지만 막내 사위는 나에게도 아주 잘하고 많이 믿음직스럽다. 어쨌든 나는 이렇게 주변을 완전하게 정리할 준비를 했다.

암 때문에 병원에 들락거리다 보니 아이들도 내 몸이 어디 아픈 게 아닌가 생각하는 게 느껴졌다. 그래서 일이 더 커지기 전에 큰 사위를 불러 "젊은 시절에 걸렸던 임질이 재발해서 치료받고 있으니 자네만 알고 있게."라고 둘러댔다. 그러면 큰 사위 선에서 수군거림이 정리 될 것이라 생각했기 때문이었다.

그리고 남은 시간, 내 힘으로 암을 치료하기 위해 온 힘을 쏟았다. 큰 서점을 돌아다니며 당시에는 드물었던 암 관련 서적을 다 사봤고, 의학용어사전, 암 관련 논문까지 샅샅이 조사했다. 그래도 정보가 부족해 PC통신을 이용하여 세계적으로 유명한 의학기관에 접속했고 5.25인치 디스켓에 논문을 저장하여 번역을 시켰다. 자그마치 A4용지로 1,800장이 넘는 분량이었다.

그런데 사람의 뇌라는 게 대단해서 죽는다는 각오로 읽으니 한 번에 머리에 다 입력되었다. 이렇게 암에 대해 공부한 것은 암을 알아야 이길 수 있다고 생각했기 때문이다.

보통 암에 걸리면 많은 사람들이 겁부터 집어 먹는다. 암으로 인한 고통과 절망이 무섭기 때문이다. 하지만 나는 암을 두려워하지 않았다. 대신 암이 어떤 것인지 알려고 했다. 그래야 이길 수 있을 거라 생각했다.

물론 그렇게 공부를 한 이유는 암으로 겪게 될 고통이 줄어들기를 바랐기 때문이다. 하지만 두려움을 마음에 담고 투병생활하진 않았다. 그랬기 때문에 아직도 내가 살아있다고 확신한다.

암 판정을 받았을 때 둘째 아들은 당시 일본에서 유학 중이었다. 그래서 아들을 통해 일본 유명 의사에게 진료를 받을 수 있도록 조치했다. 나와 일본 의사의 말을 통역해주던 아들은 자연히 내가 방광암 말기라는 사실을 알게 되었다. 그런데 일본의 유명한 의사도 현재 현대의학으로는 암을 고칠 수 없다고 하는 게 아닌가. 또 대체의학으로 효과를 본 사람이 있다고 하나 본인은 추천할 수 없다는 것이다.

솔직히 실망감이 들었다. 한국의사들과 전혀 다를 게 없다고 생각했기 때문이다. 화가 난 나는 자기분야 외에는 모두 사이비로 취급하느냐고 쏘아붙였다. 그랬더니 일본의사는 "나 스스로 대체의학의 원리나 지식을 몰라서 얘기 못한다는 뜻이지 효능을 부정하는 것은 아니다. 그 방면에 경험이 있는 사람을 소개해 줄 테니 그쪽으로 한 번 알아보라."라고 말했다. 그 일본의사에게 암을 극복할 해결책을 얻은 것은 아니었지만, 모르는 것을 모른다고 솔직하게 말해줘서 속은 시원했다.

내가 의학 공부를 하면서 느낀 점은 현대의학으로 해결할 수 있는 질병은 일부에 불과하다는 점이다. 현대의학으로는 아직 치유할 수 없는 병이 많고, 그 정도로 한계점이 분명하다. 그런데 우리나라 의사는 서양의학만이 모든 것의 해결책인 것처럼 말한다. 하지만 일본의사는 현대의학의 한계를 얘기해 줘서 신뢰가 갔다.

내가 암에 걸렸다는 이야기를 처음 들었을 때, 아들의 표정은 정말 심각했다. 그래서 나는 더 아무렇지도 않은 사람처럼 행동했다. 그래야 아들의 마음이 동요하는 것을 막을 수 있을 것이라 생각했다.

그런데 일본의사와 상담을 마치고 나올 때는 얼굴이 밝아져 있었다. 어떻게 된 영문인지 너무 궁금해서 나중에 물어봤다. 일본의사가 말하길 '30년간 의사생활 하면서 독한 암에 걸린 상태로 목소리와 눈빛이 이렇게 살아있는 사람은 처음 본다. 쉽게 죽을 사람 아니니 걱정 말라'고 했다고 한다.

일본의사와 진료를 마치고 시간이 남아 요코하마로 아들과 단 둘이 여행을 갔다. 무섭기만 했던 아버지와 아버지 말을 따르기만 했던 아들 단 둘의 여행이었다. 아버지는 암에 걸려 앞으로 살 날이 얼마 남지 않았고, 그런 아버지를 따르는 아들의 여행이라 하고 싶은 말이 많을 것이라 생각했다.

나 스스로 얼마 살지 못한다는 생각이 들자 매 순간이 그렇게 소중할 수가 없었다. 옆에 있는 아들 녀석의 모습도 이제 다시 못 본다고 생각하니 하고 싶은 말이 정말 많았는데, 신기하게도 속 마음이 단 한마디도 나오지 않았다. 대신 "여긴 경치가 좋다. 여긴 참 아름답구나." 속마음과 전혀 상관없는 이야기만 서로 주고받았다.

서로 말은 그렇게 했지만, 나를 보는 아들의 눈, 자식을 보는 나의 눈 속에는 서로에 대한 애틋한 마음이 있다는 것을 느낄 수 있었다. 더욱이 이젠 끝이라는 생각을 하고 있었으니 더 엉뚱한 이야기를 주고받을 수밖에.

선술집에 들어가 오뎅과 사케를 시켰다. 그때 아들이 "아버지 암인데 이런 거 드시면 안 되잖아요."라고 말했다. 그 말을 듣고 술을 석잔 연속으로 비우고 "난 암을 이길 자신이 있다."고 이야기했다.

내가 귀국한 다음, 아들이 저녁만 되면 술을 마시고 소리 내어 울었다고 한다. 그때 며느리가 임신 중이었는데 시아버지가 어디 아프신 게

틀림없다고 생각했다고 한다. 그런데 그게 암이었을 거라 생각지 못했단다. 임신한 며느리에게 충격을 준 것 같아서 미안한 마음이 들었다.

암에 걸렸다는 사실을 알고부터 몸에 해롭다는 음식은 아예 먹지 않았다. 그 와중에 많이 먹으려고 노력했던 것이 바로 마늘이다. 마늘이 암에 좋다는 정보는 인산 김일훈 선생의 책에서 얻었다.

경상남도 함평에 밭을 빌려 유황을 뿌린 다음 마늘을 직접 재배했다. 거기서 난 마늘을 통째로 돌에 구워서 익힌 다음, 한 번에 10~50쪽씩 먹었다. 마늘을 완전하게 구워서 먹으면 방귀가 많이 나온다. 대략 10일간 냄새가 심한데, 10일이 지나면 가스가 나와도 냄새가 나지 않는다.

구운 마늘을 꾸준히 먹으면 속이 편해지고 장이 튼튼해지는 것을 느낄 수 있다. 사람마다 차이가 있겠지만 대략 2달이 지나면 예전보다 피로감도 훨씬 덜하고 몸이 좋아지는 것을 확연하게 느낄 수 있다.

마늘을 먹을 때 주의해야 하는 점도 있다. 우선 밭에서 재배한 것을 먹어야 한다. 논에서 재배한 것은 논에 농약을 많이 사용하기 때문에 적절하지 않다. 그리고 짧게 먹으면 관계없지만, 장기간 먹을 때는 반드시 완전히 구워 익혀 먹어야 한다. 완전히 굽지 않고 덜 익은 상태로 먹으면 마늘의 강한 성분이 속을 상하게 할 수 있기 때문이다. 이러면 오히려 탈이 난다.

마늘을 구워먹기 시작하고 얼마 지나지 않아 다양한 마늘 가공식품이 나왔다. 마늘을 직접 구워 먹기가 어려울 때는 마늘 가루와 마늘 알약 제품을 이용하기도 했다. 나는 병을 이기기 위해 노력했고 그 결과 죽지 않고 살아남았다.

6개월 시한부 인생 판정을 받았지만 10년이 훨씬 넘은 지금도 죽지 않고 살아있다. 내가 암을 이겨낸 이유를 꼽으라면 마늘 같은 좋은 음식을 계속 먹으려고 노력했다는 점과 마음의 욕심을 버렸다는 것을 들 수 있다.

나는 살아남는 것도, 죽는 것도 다 괜찮다는 마음으로 투병생활을 했다. 살아남는다면 아이들과 손자들 곁에 있을 수 있고, 죽는다면 사랑하는 아내 곁에 갈 수 있다고 생각했기 때문이다.

암을 극복한 지금 아내의 빈자리는 여전히 아쉽지만, 6명이나 되는 손자를 보는 일은 정말 즐겁다. 또 암환자들에게 도움이 되는 지식을 전달하기 위해 '암을 극복하는 사람들의 모임(한국암환자회)'을 만들어 활동을 하고 있다. 직접 치료를 해 보니 의료인의 말보다는 실제 병을 겪은 사람들의 체험담이 훨씬 도움이 되었기 때문이다.

지난 10년 동안 이 모임을 운영하면서 암 환자에 대한 일정한 패턴을 발견했다. 정신적으로 심리적으로 위축된 사람은 투병을 제대로 하지 못해서 곧 죽고 만다. 반면 자신감과 이길 수 있다는 의지로 무장한 사람은 반드시 암을 극복할 수 있다.

암을 이기려면 무엇보다 마음속에서 욕심을 완전히 버려야 한다. 죽음 앞에 갔다가 다시 살아나면 인생관이 완전히 달라진다. 예전에 나도 회사를 운영하면서 80평 넓은 아파트, 외제차 등 물질적 명예에 집착했었다.

하지만 죽음 앞에 가보니 이 모든 게 아무런 가치가 없다는 걸 깨달았다. 사람이라면 누구나 죽기 전에 살아온 인생을 돌아보기 마련인데 그때가 되면 모든 물질적인 것들은 아무런 가치가 없다는 사실을 뼈저리게 느낀다.

예전의 나는 회사를 운영할 때 입찰에 경쟁이 붙으면 수단과 방법을 가리지 않고 상대 회사를 무력화 시켰을 정도로 독했다. 하지만 암에 걸리고 죽음의 문턱까지 다녀온 다음에는 마음에서 그런 욕심을 버렸다. 그랬기 때문에 암을 이길 수 있었다.

암을 이기는 사람들의 패턴

1. 세상살이 편하게 마음먹어야 한다. 살아 있는 게 행복이라 생각하지 않으면 몸에 문제가 생긴다. 살아있다는 사실 외에 여러 가지 욕심을 부리면, 욕심과 현실 간에 벌어지는 차이 때문에 스트레스를 받게 되고 몸이 아프게 된다. 그렇기 때문에 병을 이기려면 마음부터 편하게 먹어야 한다.

2. 요즘 사람은 도시나 시골이나 모두 공해에 노출되어 있다. 시골에도 농약을 많이 쓰기 때문에 오염물질에서 완전히 자유로울 수 없다. 그래서 공해 물질을 아예 안 먹는 방법은 사실상 없다고 해도 과언이 아니다. 그렇기 때문에 되도록이면 몸에 나쁜 음식을 덜 먹도록 의식적으로 노력해야 한다.

3. 자기 병에 대해 자세하게 알아야 한다. 암에 뭐가 나쁜지 모르는 사람은 그 무식함 때문에 죽는다. 암에 걸리는 사람들은 99%가 평소 병원에 안 다니는 사람들이다. 건강에 자부하는 사람이 큰 병에 걸린다. 자기 건강은 자기가 챙긴다는 생각으로 병에 대해 자세히 알아야 한다.

이런 자세가 특히 중요한데 환자는 치료방법의 장단점을 모두 알고 있어야 한다. 전체적인 치료정보를 모두 안 다음, 환자가 어떤 방법으로 치료할 것인지 자기 체질을 고려해서 결정해야 한다. 의료인은 의료인 관점의 이야기를 하는 것이니 참고하면 된다. 그렇게 하기 위해서라도 그 내용을 구체적으로 알아야 한다. 알면 100% 살 수 있다.

위암 2기를 이겨내다 – 이태원(男, 63세 서울 관악)

만약 당신이 다 죽었다가 어떤 존재의 도움으로 극적으로 살아났다면 어떤 기분일까? 말로 표현할 수 없는 고마움을 느낄 것이다. 나는 그 고마움을 작은 마늘에게 느낀다. 마늘이 내가 살아나는 데 큰 도움을 줬기 때문이다. 마늘이 몸에 좋다는 것은 알아도, 암을 치료하는 데 보탬이 된다는 것은 몰랐을 것이다.

원래 나는 기관지가 좋지 않았다. 아니, 그렇게 알고 있었다. 가래가 심하게 끓는 편이었기 때문이다. 하지만 밥을 먹는 데나 소화하는 데는 그 어떤 불편함도 느끼지 않았다. 그런데 1997년 10월, 나는 세상이 달라지는 체험을 했다. 바로 위암 2기 판정을 받았던 것이다.

판정을 받기 3년 전부터 가슴이 답답했고, 꼭 안개 속에 들어가 있는 것처럼 개운하지가 않았다. 아침에 일어나면 목에 가래가 많이 끼었는데, 수시로 끓어오르는 가래 때문에 보통 불편한 게 아니었다. 아침마다 체조를 했는데도 없어지지 않았다. 94~96년까지 내시경 등 여러 가지 검사를 받았지만 별 이상 없다는 소견만 받았다.

하지만 몸은 이상신호를 계속 보내고 있었다. 커피를 마시면서 담배를 피우면 숨이 막히는 기분이 들었고, 너무 답답할 때는 손가락을 입에 넣고 토하기도 했다.

서울대 본 병원에서 검사를 받고 진단 결과를 기다리는데 만 1달이 걸렸다. 하지만 호흡기도 괜찮다고 했고 특별히 주의해야 할 것도 없을 정도로 건강하다고 했다. 하지만 한국말은 끝까지 들어봐야 안다고 했던가? 의사가 '그런데….' 라며 말을 끌었고 위에 이상이 있어 보인다며 내시경 검사를 권했고 그가 권해주는 의사에게 검사를 받았다.

결과는 위에 암의 일종인 선종이 있다는 것이었다. 대략 0.7cm 정도인데 내시경 수술을 해도 재발 확률은 20%밖에 되지 않는다며 강력하게 수술을 권했다.

병원을 나서는데 정말 앞이 깜깜했다. '어머니도 살아계시는데…, 아내와 아이들은 어떡하지?' 아이들은 아직 학생이었고, 나 없이 아내가 어떻게 살아갈지도 막막했다. 책에 나오는 표현 그대로 하늘이 노란색으로 보였다. "도대체 내가 왜?" 대상 없는 원망이 솟아올랐다.

나는 주변 사람들에게 피해를 주는 스타일도 아니었고, 성실하게 내 인생을 살아왔다. 그런 내가 왜 암에 걸려야 하는지 도저히 인정할 수 없었다. 그때만 해도 암에 걸렸다는 것이 곧 인생이 끝난다는 뜻으로 받아들여졌기 때문이다. 겪어보지 않은 사람은 절대 그 기분을 모를 것이다.

어렵게 가족에게 사실을 알렸다. 걱정해주는 가족들을 보며 이대로 죽을 수는 없다고 생각했다. 되도록 긍정적으로 생각해보려 했고, 일단 암이 무엇인지 알아야겠다고 생각했다. 서점에 가서 눈에 보이는 암 관련 서적을 모두 사서 공부를 시작했다.

암 덩어리가 눈에 보이려면 7~8년 정도 걸린다고 한다. 선종 크기가 0.7cm 정도면 암은 이미 상당히 커진 상태였다. 다시 말해 나는 이미 위험상태였다. 이 때 중요한 것은 식습관이다. 공부를 하다 보니 내가 암에 걸린 이유가 잘못된 식습관 때문이라는 사실을 알게 되었다. 평소에도 운동은 꾸준히 하는 편이었다. 암이 있을 당시도 매주 등산으로 체력 관리를 했고, 당시 몸무게가 75kg일 정도로 체격이 좋았다. 항상 배가 고파서 먹는 게 정말 즐거웠다. 하지만 지금 생각해보면 몸을 망치는 최악의 식습관을 갖고 있었다.

나는 음식에 대한 욕심, 특히 고기에 대한 욕심이 매우 강했다. 회식을 하게 되면 보통 다른 사람들보다 삼겹살을 2~3배가 넘게 먹었다. 어차피 공동비용으로 먹는 거니까 더 많이 먹자는 욕심도 있었다. 대체로 육식을 좋아하는 사람들이 암에 많이 걸린다. 요즘 육류는 사료를 먹여 사육한 것들이 많기 때문에 그 고기를 정상일 거라 생각하면 안 된다.

고기를 많이 먹는 것만 문제는 아니었다. 12시에 점심을 먹고 나면 퇴근 시간이 되기 전에 찾아오는 배고픔도 참기 어려웠다. 집에 와서 저녁을 잔뜩 먹으면서 매일 소주를 반병씩 마셨다. 그리고 1시간도 채 안 되서 빵이나 라면을 먹었던 날도 많았다. 한마디로 위에 부담을 많이 주는 식습관을 갖고 있었다. 위암에 걸린 사람은 간식·야식·후식을 먹으면 안 된다. 배가 고파도 과일을 조금 먹는 것으로 만족해야 한다.

암 판정을 받고 나자 일상생활에도 많은 지장이 있었다. 무엇보다 주변에서 나를 애처롭게 보는 시선이 정말 싫었다. 회식이나 술자리가 있으면 많이 먹고 마시고 항상 적극적으로 분위기를 주도하던 사람이 그럴 수 없게 됐으니 소외감이 너무 컸다. 다른 사람들이 고기를 먹을 때 나는 문 앞에서 공기밥에 된장찌개만 먹다가 일찍 일어났고 점차 그런 자리에도 가지 않게 되었다.

병으로 인한 고통만이 환자들을 힘들게 하는 것은 아니다. 다른 사람은 건강한데, 나는 그렇지 못하다는 생각을 하게 되면 비참해진다. 건강한 사람들과 나 사이에 단단한 벽이 있어 나를 따돌리는 기분이 드는 것이다.

처음 암 판정을 받고 2년째가 되던 해, 내시경 수술로 암 덩어리 4개를 뽑아냈다. 의사는 완치가 되도록 수술을 권유했고 주변 사람들도 마찬가지였다. 하지만 나는 지인들이 암 수술 후 항암치료나 방사선 치료를 받다 죽어버린 것을 많이 봤기 때문에 고민이 되었다.

주변 사람들 중 유일하게 어머니만 수술을 하지 말라고 이야기해주셨다. 만약 내가 수술을 받으면, 제 명대로 못 살고 일찍 죽을 것 같다고 말씀하셨다. 논리적으로 보면 근거 없는 주장일지 모르지만 당시 나는 이상하게 어머니 말씀이 편하게 느껴졌고 믿음이 갔다. 그리고 수술을 해도 죽고, 안 해도 죽는다면 하지 않고 내 힘으로 암을 이겨보겠다고 결심했다. 그래서 민간요법 책을 다시 찾아봤고, 거기서 얻은 힌트가 바로 마늘이었다.

마늘이 체질을 좋게 하고 체력을 키우는 데 좋다는 사실은 알았지만 정확히 어떤 성분이 어떻게 좋은지는 알지 못했다. 아내가 평소에 반찬으로 마늘초절임을 자루 해주었는데, 지속적으로 먹자 체력이 좋아진다는 것을 확실히 느낄 수 있었다. 위암인 것을 알고 투병생활을 할 때는 효과가 더 크게 느껴졌다. 한번은 투병 중에 친구들과 지리산 등산을 갔었다. 그때 반찬으로 가져갔던 것이 바로 마늘절임이었다. 물론 그 전부터 꾸준히 먹었던 효과가 나타난 것이었겠지만, 화엄사에서 노고단까지 전혀 지치지 않고 이동했던 기억이 난다. 친구들이 위암환자 꼬리표를 당장 떼도 되겠다고 이야기할 정도였다. 내 경험에 의하면 마늘 초절임과 함께 직접 담근 감식초를 먹으면 더 효과가 좋다.

물론 한 가지 음식을 꾸준히 먹는다는 게 쉬운 일은 아니다. 좋은 음식과 건강법은 알아도 지속적으로 유지하는 사람은 별로 없다. 하지만 일반인이라면 몰라도 암환자는 꾸준한 관리가 필수다. 꾸준함이 생명과 직결되기 때문이다.

한 가지 방법을 제안하자면, 마음 속으로 내 몸에 들어간 마늘 한 쪽이 암세포를 죽이는 모습을 계속 상상하는 것도 좋다. 마늘 한 쪽을 먹을 때마다 암세포 몇 개를 죽일 수 있다고 계산을 해보자.

암 덩어리가 1cm 크기로 암세포 1억 개라고 하면 마늘 한쪽이 20여 개의 암세포를 죽인다고 생각하는 것이다. 한 끼에 마늘초절임을 세 쪽씩 먹으면 하루에 암세포를 180개나 죽일 수 있다. 이렇게 6개월이 지나면 3만 개가 넘는 암세포를 잡을 수 있다. 정확한 수치는 아니더라도 이렇게 수치화해서 생각하면 목표가 뚜렷해져 행동하기가 쉽다. 또 생각만으로도 몸에 좋은 영향을 준다.

투병생활을 시작하면서 아예 처음부터 '암을 다스리려면 최소 7년이라는 시간이 필요하다' 고 마음먹었다. 술과 담배는 암판정을 받은 순간부터 바로 끊어버렸고, 몸에 나쁜 것은 입에 대지도 않을 정도로 철저히 관리했다.

2003년에 진찰했을 때 97년부터 2002년까지 위에 존재했던 종양세포가 없어졌다는 검사 결과를 받았다. 정말 뛸 듯이 기뻤다. 언제 죽을지 모른다고 생각했는데, 생명을 위협하던 존재가 사라졌다니 얼마나 기뻤겠는가.

그러나 많은 사람들이 알고 있듯이 사실 암은 완치가 없다. 잘 다스려서 함께 살아가는 경우가 대부분이다. 그래서 관리가 소홀하면 순간적인 틈을 타서 재발하는 경우가 많다. 나 역시 그랬다.

종양세포가 없어진 이후 흑산도로 여행을 가서 홍어를 먹었다. 그런데 10일이 지나자 67kg이던 체중이 5kg이나 빠져버렸다. 위암 환자에게 있어 갑작스런 체중의 감소는 암세포의 활동이 늘어나는 것을 의미한다. 위암 판정 전에는 76kg을 유지했지만 암 판정을 받고 3개월 만에 55kg으로 줄었었고, 그 후에도 관리가 잘 될 때는 67kg정도 나가다가 조금만 뭐가 잘못되어도 체중이 금방 줄어들었다.

암세포가 동물성 단백질에 열광하기 때문에 위암인 사람들은 고단백질 음식을 먹어도 살이 빠지는 경우가 많다. 고기를 먹었는데 일정량 이상 체중이 줄어들면 위험하기 때문에 고기류의 음식은 아예 먹지 않는 것이 좋다. 특히 저녁 8시가 지나면 아무것도 먹지 않는 것이 좋다.

마지막으로 암환자에게 하고 싶은 말이 있다. 먼저 간암환자 이야기를 하겠다. 내가 위암 판정을 받았을 무렵 동네에 간암환자가 1명 살고 있었다. 그 사람은 병원에서 6개월 시한부인생이라는 의사소견을 들었다고 했다. 그는 제대하는 말년 병장처럼 '난 앞으로 150일 남았다.' '100일 남았다' 며 남은 날을 세면서 살았다. 그리고 마지막 0일이 된 날 그는 진짜 죽어버렸다. 모르긴 하지만 그는 의사소견에 예외가 없다고 생각했을 것이다.

하지만 나는 그렇게 생각하지 않았다. 의사의 소견도 하나의 의견이지 예외가 없다고 생각지 않은 것이다. 의사도 공부를 해서 전문가가 된 것처럼 나도 공부해서 대체의학의 전문가가 되겠다는 생각을 했다. 그리고 암을 극복하겠다는 의지를 불태웠다.

잘 찾아보면 나처럼 암을 이겨낸 사람들의 이야기는 많이 있다. 교회나 절에서 기도를 하면서 몸이 깨끗해지는 상상을 해서 병이 나은 사람들도 있고 종류도 매우 다양하다.

내가 하고 싶은 말의 요지는 의사의 소견은 하나의 의견이지 법이 아니라는 말이다. 그렇기 때문에 환자 자신이 여러 가지 방법을 자세히 알고 자신에게 최고로 잘 맞는 선택을 할 수 있어야 한다. 본인이 병을 이기겠다는 의지가 강하고 좋은 선택을 하면 병은 나을 수 있다.

저승의 문턱까지 갔다가 이승으로 돌아오면 세상을 보는 관점이 달라진다. 물질적인 것이 물론 중요하지만 지금 살아가는 데 크게 불편함이 없으면 그걸로 행복하다는 것을 알게 된다. 사람이 아프지 않고 살아가려면 욕심을 버려야 한다. 욕심을 크게 갖고 있으면 마음과 현실 간에 차이가 생겨 거기서 스트레스를 받게 된다. 그러면 그게 쌓여서 병이 된다.

병에서 벗어나면 물질적인 것보다 오히려 살아가면서 어떻게 사회에 보탬이 될 수 있을까 생각하게 된다. 그래서 시작한 것이 봉사활동인데, 현재 나는 동작구청에서 어린이들에게 교통안전교육을 시키고 있다. 어린 아이들이 하나하나 알아나갈 때 정말 큰 보람을 느낀다. 나는 암도 이겨냈다. 어떤 음식을 먹고 어떤 마음으로 사느냐에 따라 모든 질병은 극복할 수 있다.

고혈압의 치료사 마늘 – 백승찬(男, 41세 경기 오산)

나이가 들면 자연스럽게 몸에 이상이 생기게 마련이다. 하지만 젊었을 때는 대체로 건강하기 때문에 그러한 이상을 받아들이지 않는다. 만약 이상이 생겨도 당연히 괜찮으려니 생각하는 게 된다.

내 나이가 30살이 됐을 때였다. 1995년 5월 회사에서 실시한 일반검진에서 고혈압이 의심된다는 의사의 소견을 들었다. 한창 활동이 왕성한 나이였기 때문에 크게 문제가 있을 거라 생각하진 않았지만 조금 께름칙한 기분이 들었다.

조금 더 정확한 결과를 알 필요가 있어서 큰 병원에서 2주에 걸쳐 정밀 검사를 받았다. 그때까지만 해도 "설마 이상이 있겠어?"라는 생각이었다. 그런데 검사 결과는 꽤 충격적이었다. 혈압이 180/130mmHg으로 상당히 높게 나왔기 때문이다.

단지 혈압이 높아서가 아니라 뇌졸중과 심근경색과 같은 무시무시한 합병증이 생길 수 있으므로 주의하라는 것이 의사의 충고였다. 이런 질병은 지금 당장은 아니지만 나중에 언제 폭발할지도 모르는 폭탄 같다는 말을 들었다. 펑하고 터질지도 모르는 폭탄을 안고 산다고 생각해보라.

병원을 나서자마자 까닭모를 원망의 감정에 휩싸였다. 건강한 줄로만 알았던 몸이었는데, 왜 이런 일이 생긴 것일까 하고 증오의 감정이 솟아올랐다.

시간이 조금 지나고 곰곰이 생각해보니, 속만 상하고 앉아있을 게 아니었다. 이미 벌어진 일이므로 내 몸이 왜 이 지경이 됐는지, 앞으로 어떻게 관리해야 할지 고민해서 완치할 방법을 찾는 게 낫다는 생각이 들었다.

고혈압은 겉으로 증상이 잘 드러나지는 않지만 사회생활을 하기에는 불편한 점이 많은 병이다. 우선 조금만 무리해도 현기증이 나고 뒷목이 뻣뻣해진다. 사소한 몸의 변화에도 신경이 쓰이고 예민해진다. 업무에도 지장이 갈 수밖에 없고, 회식이나 치구 모임에서도 예전처럼 마음 놓고 먹고 즐길 수 없다. 또 심리적으로도 많은 압박을 받는다. 무의식중에 '나는 환자' 라는 생각을 항상 하게 된다.

진단을 받은 뒤, 한의원과 병원에서 처방해 준 혈압약을 꾸준히 먹었다. 하지만 별로 효과가 없었다. 한약을 먹고는 오히려 혈압이 20정도 올랐었다. 마음이 점점 초조해졌다. 하루에 4알씩 먹는 혈압약도 효과가 없으면 병원은 더 독한 약을 쓰게 된다. 아무리 약이라도 독한 약을 장기간 복용하는데 몸에 아무 이상 없을까?

병에 걸리자 예전에 내 모습을 찬찬히 생각해 보게 되었다. 그러자 건강관리가 정말 부실했다는 사실에 절감했다. 고기를 즐겨 먹었고, 소주도 한 번에 5병씩 마실 정도로 몸 생각을 하지 않았다. 당연히 야채는 쳐다보지도 않았고 음식도 매우 짜게 먹었다. 고혈압에 걸릴 수 있는 이유는 그야말로 다 갖추고 있는 상황이었다.

게다가 일을 할 때 완벽하고 깔끔하게 처리하는 것을 좋아해서 신경을 많이 쓰는 스타일이다. 반면 스트레스를 푸는 활동이라고는 집에 가만히 앉아 영화 감상하는 것이 전부였으니, 육체적·정신적으로 질병에 노출될 수밖에 없는 상황이었다. 결국 몸은 정직했던 것이다.

하지만 이렇게 건강관리가 부실했던 나에게도 구세주가 있었으니, 바로 마늘이었다. 우연히 지인이 건네준 마늘즙을 접하고 마늘식품을 꾸준히 먹는 사람들의 이야기를 듣게 됐다. 그때부터 쭉 마늘을 먹기 시작했다. 처음에는 열이 나고 설사를 했는데, 10일 정도 지나자 차츰 열과 설사가 멈추고 몸이 가벼워졌다.

원래 새벽 4시 정도에 일어나 출근하는 생활을 했는데, 피곤할 때는 눈을 뜨는 것조차 힘들었다. 하지만 마늘을 먹은 뒤로 몸이 가볍고 편안해져서 새벽에도 벌떡 일어날 수 있었다. 무엇보다 혈압에 큰 변화가 있었다. 마늘 가공품을 먹기 시작한 지 3개월이 지난 다음, 혈압이 118/70mmHg~124/85mmHg 정도로 안정됐다.

병원 약도 소용없었던 혈압이 금세 낮아지니 기분이 정말 좋았다. 이 기분이 평소생활에도 이어져 예전보다 훨씬 긍정적인 생각으로 살게 되었다. 예전에 세 알씩 먹었던 혈압약도 10년이 지난 지금 한 알 정도만 먹고, 안정된 혈압을 꾸준히 유지하고 있다.

　마늘이라는 식품의 가장 긍정적인 변화를 꼽으라면 바로 마음의 안정이다. 고혈압과 같은 병을 이기려면 우선 마음이 안정되어야 한다. 몸이 아픈데 차도가 없으면 점점 초조해지고 스트레스가 생겨 몸에도 나쁜 영향을 준다. 하지만 마음에 여유가 생기면 몸을 위한 식이요법 등을 더 철저히 지키려는 의지가 생긴다.

　나는 마늘식품을 먹을 때마다 내 몸이 점점 좋아진다고 생각했고, 그 결과 마음의 안정을 얻을 수 있었다. 이것은 전적으로 자기 자신에게 달렸다. 자신의 병에 대해 잘 알고 이기려는 의지가 강하면, 마음의 안정을 찾을 수 있다.

　예전에 내과와 순환기과 진료를 함께 받았을 때는 내 병에 대해 잘 몰랐기 때문에 정말 불안했다. 특히 의사와 깊이 있는 대화를 나누지 못했기 때문에 병이 더 두렵게 느껴졌다. 내 순서가 되어 의원실에 들어가면 청진기 한 번 대고 "약은 잘 드세요? 2달 후에 오세요."라는 이야기를 듣는 게 전부였다. 대기 환자 수가 많아 의사와 길게 이야기하는 것 자체가 불가능했고 나는 단순히 '돈 내는 사람'인 것 같은 기분이 들었다.

　상황이 이렇다보니 스스로 공부하고 자료를 찾아야 했다. 어려운 전문용어가 많은 것은 빼고 내가 이해할 수 있는 자료만 찾았는데도 A4용지로 100장이 훌쩍 넘어 갔다. 하지만 이렇게라도 공부해야했다. 내 병에 대해 잘 알지 않으면 의사에게 무엇을 물어야 하는지조차 알 수 없기 때문이다. 지금도 내 병과 관련된 책이 있으면 뒤져가면서 병에 대해 알려고 한다.

지금까지의 나의 경험과 공부 내용을 독자들에게 전달하자면 고혈압을 고치는 방법은 의외로 간단하다. 딱 두 가지만 주의하면 고혈압을 이길 수 있다.

우선 식습관을 고쳐야 한다. 고혈압에 걸린 사람들은 100% 문제가 생길 만한 식습관을 가지고 있다. 이 버릇을 고치지 못하면 병을 이길 수 없다. 나의 경우 음식을 싱겁게 먹는 습관을 들이는 데 3개월이라는 시간이 걸렸다. 설렁탕이나 곰탕을 먹으러 가도 소금 간을 하지 않았는데, 처음에는 이걸 왜 먹어야 하나 하는 생각이 들었다. 하지만 3개월이 지나자 그 맛에 익숙해졌고 짠 맛이 오히려 거북해졌다. 지금은 짜게 먹는 식습관을 버렸고, 짜지 않아도 음식을 맛있게 먹을 수 있게 되었다.

그 다음에는 앞에서도 강조했듯이 자신의 마음을 안정시켜야 한다. 나는 반드시 건강해질 수 있다는 긍정적인 생각을 많이 하고, 규칙적으로 운동하고 싱겁게 먹으려고 노력하면 반드시 극복할 수 있다. 이것은 나의 100% 실제 경험이다. 당신도 충분히 할 수 있다.

암을 이겨낸 부동산 개발업체 사장 돈 코핸

지금까지는 국내 사람들의 치료사례를 살펴봤다. 그렇다면 이제는 시야를 넓혀 해외의 사례를 한번 살펴보자. 이번에 소개할 사람은 돈 코핸이라는 미국인이다. 미리 말하지만 이 사람은 암환자였는데 이를 이겨냈다. 그런데 앞서 나온 사람들과 달리 마늘을 먹고 병을 이겨내지는 않았다. 그럼에도 불구하고 이렇게 소개하는 것은, 병을 극복하는 과정에서 그가 보여준 행동에서 배울 점이 있기 때문이다. ○○으로 암을 이겨낸 돈 코핸. ○○에 들어 갈 단어가 무엇인지 그의 형의 이야기를 듣고 한번 맞혀보자.

주변에 암에 걸렸던 사람이 있는가? 그렇다면 녹록치 않은 의료현실 속에서 암과 싸우는 것이 얼마나 힘든 일인지 잘 알 것이다. 치명적인 암을 이기려면 굉장한 용기가 필요하다. 생사를 가르는 고비도 몇 번씩 넘어야 한다.

또 환자를 세심하게 배려하지 않는 의료진과 여러 가지 힘든 검사, 부담되는 의학적 소견, 오래 걸리는 치료 시스템 등등 치료과정에는 여러 가지로 짜증나는 일이 많이 있다. 죽음으로 이어질 수 있는 질병과 마음에 상처를 주는 병원치료, 보험료를 적게 지급하려는 보험회사 등 여러 스트레스에 효과적으로 대처하는 방법은 오로지 체계적인 준비뿐이다.

준비라는 단어는 누구나 알고 있을 정도로 평범하지만, 이 단어를 실제 삶에 적용시켜 목표를 이루기 위해 충실히 살아가는 사람은 극히 드물다. 그런 점에서 승리하기 위해 준비하는 것에 동생인 코핸은 정말 뛰어났다. 한마디로 그는 준비의 달인이었다.

내 이복동생 돈 코핸은 평생을 준비라는 단어를 화두로 갖고 살았다. 그 덕분에 1972년 올림픽 동메달을 딸 수 있었고 숱한 경기에서 승리자가 됐다. 승리하기 위해 정말 철저하게 준비했기 때문이다. 그는 운동선수를 은퇴한 다음 다른 분야에서 철저한 준비정신을 발휘해서 부동산 개발업체를 차렸고, 이를 통해 번 돈을 모교인 암허스트 대학 기숙사에 기부하기도 했다.

그러나 무엇보다도 그의 꼼꼼한 준비 정신이 가장 도드라져 보였던 적은 암과 싸울 때였다. 그것도 가장 무시무시한 악성종양으로 알려진 호지킨 림프종 말기 암과 싸웠던 순간이었다.

동생의 목표는 살아남는 것이었다. 암을 이기고 사랑하는 가족과 함께 보낼 수 있는 시간을 최대한 늘리고 싶어 했다. 그는 치료센터 · 치료방법 · 의사 · 심리 물리요법을 완벽하게 조사한 후, 8단계로 준비 단계를 세워 체계적으로 암에 대응하기로 결심했다.

먼저 그는 자신과 비슷한 암을 이겨낸 사람들의 사례를 찾았다. 많지는 않았지만 암을 극복한 사람이 있다는 사실만으로도 동생은 충분히 용기를 얻을 수 있었다. 그 다음 지인들에게 암 관련 정보를 부탁하고 대중매체와 의료전문지를 샅샅이 뒤져 어떻게 할 것인지 방법을 찾았다. 암 치료에 좋은 대안과 치료병원을 최대한 많이 찾아서 일일이 검토했다.

돈이 받아야 하는 치료과정은 그의 연령대가 견뎌내기 힘들 정도로 혹독했다. 내로라하는 명의들마저도 치료결정은 돈의 마음에 달렸다고 말했을 정도로 쉽게 권하지 못했다. 하지만 돈은 모든 자료를 참고해서 자신에게 적합한 암 공략법을 선택했다.

돈은 암을 효율적으로 극복하기 위해 팀을 만들었고 그 과정에서 자신의 준비 능력을 유감없이 발휘했다. 의사들과 면담하고, 정신과 의사를 찾아가 가족들과 영원히 이별할지도 모른다는 두려움을 다스렸다.

그리고 헌신적인 아내 트리나와 암과의 싸움에서 승리하기 위한 모든 준비를 함께했다.

"나 스스로 되뇌었지. 난 비즈니스에 대해서는 빠삭하게 꿰고 있을지 몰라도 이 일에 관해선 일자무식이라고. 그래서 팀을 구성했고 각자에게 저마다 맡을 역할을 정해주고 내 삶을 그들에게 집중시켰지. 내 전략은 이거였어. 팀을 이용해서 이 암을 이겨내는 것이었지."

돈의 가족이 보여준 자신감과 효율적인 움직임은 의사들보다 훨씬 뛰어났다. 나는 병원의 고문 겸 위원회의 일원이었기 때문에 여러 의사와 병원을 알고 있었다. 의사들은 환자와 가족이 얼마나 준비되었는지를 감지하고 그 에너지에 따라 반응한다. 불공평하다고 생각할지 모르지만, 우는 아이에게 젖을 물리는 것처럼 너무나 자명한 일이다. 상대방 요구 수준에 따라 자신의 수준을 맞추는 건 인간의 본성일 뿐이다. 당신이 의사라면 환자가 진료실로 들어와 함께 검토할 준비 체크리스트를 내밀 때 어떻게 반응하겠는가? 그만큼 잘 할 수밖에 없다.

실제로 돈은 의사에게 그렇게 했다. 돈이 스스로 의료진의 주의를 끌고 협조적인 분위기를 조성할 수 있었던 것은 분명 그의 철저한 준비 때문이었다.

트리나는 매일 아침 화장실 거울에 돈이 그날 복용할 약과 만나야 할 사람의 목록을 붙여두었다. 돈은 그 목록을 보고 적절한 약을 찾아서 먹었다. 그런데 어느 날 아침 돈은 통증을 너무 심하게 느껴 그대로 주저앉아 변기에 구토를 하고 말았다. 깜짝 놀란 트리나는 즉시 돈에게 달려갔는데, 그녀는 당시 눈앞에 펼쳐진 광경을 믿을 수 없었다. 돈이

질병을 극복한 사람들의 공통점

1. 자신의 병이 무엇인지 공부한다.

자신이 어떤 병을 알고 있는지, 왜 그 병에 걸렸는지, 어떻게 해야 이길 수 있는지 등등 질병에 대한 지식으로 무장을 해야 한다. 질병을 이긴 사람들은 보통 수십 권의 책을 읽고 자신의 질병을 연구한다. 그리고 병이 더 나빠지지 않도록 생활습관을 조정한다. 자세히 알아야 자신에게 마이너스가 되는 선택을 피할 수 있기 때문이다. 알려고 노력하는 사람은 결국 병도 이긴다.

2. 자신에게 맞는 최선의 식이요법 · 치료법을 선택한다.

세상에는 여러가지 치료법이 있다. 과학적이진 않아도 경험으로 효과가 증명된 치료법 말이다. 그런데 모르는 사람은 의사가 해주는 조언이 유일하다고만 생각한다. 하지만 암에 걸려 극복한 사람들은 의사의 조언도 하나의 의견으로 판단했지, 그것에 절대적으로 의존하지 않았다. 여러 가지 대안을 놓고 완전하게 이해한 다음에 자신에게 가장 좋은 치료법을 선택하는 행동을 한다.

3. 물질에 대한 욕심을 버린다.

큰 병에 걸려, 죽음에 가까이 가 본 사람들이 공통적으로 말하는 것이 있다. 많은 사람들이 살아가면서 집착하는 세속적인 욕심은 죽음 앞에 아무 가치 없다. 달리 말하면 욕심을 버려야 스트레스에서 벗어날 수 있고, 그래야 병도 낫는다는 말이다. 마음속에 증오와 욕심을 갖고 있으면 몸도 부정적인 에너지에 반응해서 탈이 나고 만다. 욕심을 버리자.

머리를 변기통에 처박은 채 미친 듯이 껄껄 웃어대고 있었던 것이다.

나는 나중에 그 때 왜 그런 행동을 했는지 돈에게 물었다. "아내가 나더러 왜 그렇게 웃느냐고 묻더군. 양치하다가 칫솔을 깊숙이 집어넣는다고 생각해봐. 자기가 뭐라도 된다고 으스대는 사람들도 별 수 없이 나처럼 변기통에 머리를 처박게 되지 않겠어? 하하하!"

그의 대답은 의외로 별로 재미없다. 하지만 내 생각은 그렇다. 그가 그렇게 웃을 수 있었던 것은 그가 암과 싸울 준비를 철저하게 해둔 덕분이다. 그는 자신을 낮추어 웃을 줄 아는 사람이다. 아마 악마 앞에서라도 웃을 수 있었을 것이다. 그는 할 수 있는 한 최선을 다해 생사가 걸린 도전을 꼼꼼히 준비했다. 준비가 되었다는 자신감이 위급한 상황에서도 웃을 수 있는 여유를 준 것이다.

그는 효율적으로 병마와 싸우기 위한 준비를 모두 마쳤다. 그리고 그 준비가 좋은 결실을 맺게 된다면 승리의 열매는 정말 달콤할 것이라 생각했다.

동생의 철저한 준비는 또 다른 좋은 효과를 낳았다. 준비과정에 몰입한 덕분에 죽음에 대한 생각에서 벗어날 수 있었던 것이다. 죽을지도 모른다는 불안감에서 벗어나게 한 준비가 결국 죽음이 아닌 치유로 동생을 이끈 것이다.

돈의 암 극복기는 준비 체크리스트라는 평범한 도구가 암이라는 중병에도 효율적으로 적용될 수 있다는 가르침을 주었다. 그는 철저한 준비로 자신이 할 수 있는 모든 것을 마쳤음을 알고 있었다. 이런 준비가 그에게 자유를 주었다. 변기통 안에 비친 불쌍한 상황에 놓인 자신과

눈인사를 나눌 수 있을 정도의 여유를 준 자유 말이다. 그리고 꼼꼼한 준비는 돈의 생명을 구했고 오늘날까지 그가 유능한 인재로 살아가도록 도움을 주고 있다.

병마를 이기는 준비

돈 코핸의 사례를 읽으면서 ○○ 안에 들어갈 단어가 무엇인지 눈치 챈 독자들이 많을 것이다. 위에서 언급한 ○○은 바로 '준비'다. 돈의 스토리에도 직접적으로 여러 번 언급됐기 때문에 쉽게 알 수 있었을 것이다. 내가 준비를 이렇게 따로 언급하는 이유는 단 한 가지다. 준비가 되면 질병을 극복할 수 있기 때문이다. 당신이 현재 어떤 병마와 싸우고 있건 간에 그것을 극복하려면 그만큼 준비를 철저히 해야 한다.

마늘처럼 건강에 좋은 음식은 많이 있다. 그런데 뭐가 어디에 좋다고 입소문이 나면 사람들은 앞뒤 내용은 궁금해 하지 않고 무턱대고 그것을 사먹기만 한다.

그렇다고 병이 나을 만큼 꾸준히 오래 먹지도 못한다. 앓고 있는 질병에 대해 모르기 때문에 한번에 얼마큼 먹어야하는지, 하루 중 언제 먹어야 하는지, 오래 먹어야 하는지 등등 병을 이기는 데 필요한 정보도 당연히 모른다. 대부분의 사람들은 아주 잠깐 동안 이런 음식을 먹다가 '뭐야~ 별 효과 없구만. 건강에 좋다는 게 사실이야?' 하고 의혹의 눈초리만 보낸다.

단언하건데 이렇게 해서 누구나 병에서 나을 수 있다면 아파서 고생하는 사람은 이 세상에 단 한 사람도 없다. 건강에 좋다는 음식 잠깐만 먹으면 병이 나을 텐데 누가 아픈 채로 살겠는가?

방광암 환자였던 이정갑 씨의 이야기에도 나와 있듯이, 병을 이기기 위한 준비를 철저히 하는 사람은 좋은 결과를 얻을 가능성이 더 높다. 이정갑 씨는 해외에 있는 자료까지 찾아 그것을 번역시켜 읽을 정도로 자신의 병을 아는 데 온 힘을 기울였다. 그런 과정이 있었기 때문에 현대 의학도 아직 정복하지 못한 암을 이겨낸 것이다. 97년 6개월 시한부 생명 판정을 받았던 그가 아직도 건강하게 살아 있는 것은 미치도록 마늘만 먹었기 때문이 절대 아니다. 암을 이기기 위해 철저하게 준비했기 때문이다.

제2장에는 질병에 대한 이야기가 나올 것이다. 암, 혈관질환, 당뇨병, 간장질환 등등 우리나라 사람들이 많이 걸리는 질병만 뽑아서 다루었다. 질병에 대한 이야기를 하다보니 아마 제1장을 읽는 것처럼 재미나 감동이 있지는 않을 것이다. 오히려 처음 들어 보는 말들이 많이 나와 책을 덮고 싶은 충동을 느낄지도 모르겠다.

그럴 때면 이 책을 읽는 목적을 다시 한번 생각해보자. 단순하게 재미나 감동을 얻기 위해 읽는 것인가? 아니면 병을 이기기 위해 필요한 정보를 얻기 위함인가? 아마 대부분은 병에서 낫고 예방하기 위함일 것이다. 그렇다면 다음에 나올 질병에 관한 이야기를 성경이나 불경을 읽을 때처럼 경건한 마음으로 읽을 필요가 있다.

그렇다고 어렵고 복잡한 내용만 나오는 것은 아니다. 이 책은 일반 독자의 건강을 위한 책이란 사실을 필자는 분명히 알고 있다. 그러니 너무 부담 갖지 말자. 부담은 이 페이지 남은 여백에 한줌도 남김없이 모두 밀어 넣자. 그리고 머릿속에는 알아야 병을 이긴다는 생각만 넣고 다음 장으로 넘어가보자.

마늘 복용법

마늘의 껍질을 벗기면, 대체로 6 쪽이 들어 있다. 1쪽의 무게는 10g 정도이기 때문에, 1톨은 40~50g 정도가 된다. 이렇게 평균 크기의 마늘을 익혀서 하루에 2~3쪽 먹는 것이 성인의 적량이다. 노약자는 성인의 절반, 어린이는 성인의 3분의 1 정도를 먹으면 된다.

분량을 측정하는 방법

생마늘 1쪽=1작은술 곱게 다진마늘=마늘가루 $\frac{1}{2}$ 작은술=마늘플레이크 $\frac{1}{8}$ 작은술=과립마늘 $\frac{1}{2}$ 작은술=마늘즙 $\frac{1}{4}$ 작은술

주의사항

- 마늘에는 혈액이 응고를 방지하는 성분이 있어, 위궤양이나 위출혈이 있는 경우에는 증상이 심해질 수도 있다. 이런 사람은 마늘을 많이 먹지 않는 것이 좋다.
- 수술 후 등 출혈의 위험이 있을 때는 마늘을 먹지 말아야 한다.
- 당뇨병환자가 인슐린 주사를 맞는 경우 공복에 저혈당으로 인한 쇼크가 일어날 수 있다. 이런 상황에 마늘을 많이 먹으면 저혈당이 심해질 수 있다.

대표증상 별 마늘 먹는 법

1. 암

밥 먹을 때마다 1쪽 씩 꾸준히 먹는다. 생마늘은 역효과가 있으므로 익혀서 6개월 이상 먹자. 마늘을 먹으면 암을 예방할 수 있다.

2. 혈관질환

아침저녁으로 1쪽씩 익힌 마늘을 먹는다. 3개월간 꾸준히 먹으면 혈중 콜레스테롤 수치가 내려가는 것을 직접 체험할 수 있다.

3. 고혈압

아침저녁으로 1쪽씩 먹는다. 생마늘 1쪽을 곱게 갈아 물에 타 마셔도 되는데, 매운맛에 예민한 사람은 마늘장아찌를 꾸준히 먹는다.

4. 당뇨

밥 먹을 때마다 비타민C를 200mg 이상과 익힌 마늘 1쪽씩 먹는다. 식이요법 외에 자신에게 적절한 운동을 함께 하는 것이 좋다.

5. 간 질환

마늘장아찌나 익힌 마늘을 아침 저녁으로 1쪽씩(하루 2쪽) 먹는다. 3개월 정도가 지나면 피로가 덜 하다는 것을 직접 느낄 수 있을 것이다.

6. 위장병

익힌 마늘을 하루에 1쪽씩 먹으면 충분하다. 마늘은 자극성이 많기 때문에 공복에는 먹지 않는 것이 좋다.

마늘영양밥 식이요법

　마늘로 질병을 예방하고 건강개선 효과를 보려면 하루에 익힌 마늘 2~3쪽을 최소 석 달 이상 먹어야 한다. 또 사람마다 증상별로 다 다르기 때문에 일반화하기엔 어려운 점이 있다. 그러나 마늘을 생으로 먹으면 매운맛과 냄새가 강해서 위에 자극을 줄 수 있다. 그래서 익혀 먹는 것이 좋다. 그렇게 해도 생마늘과 큰 차이가 없다.

　마늘영양밥(4인분)이나 마늘장아찌 등으로 식사 할 때 다른 음식과 함께 먹으면 좋다. 마늘 영양밥(4인분)에는 7~10쪽의 마늘이 들어가는데, 이 때 한 사람당 1.8~2.5 쪽의 마늘을 먹을 수 있다. 마늘영양밥에는 마늘과 함께 먹으면 좋은 음식이 함께 들어간다. 은행, 잣, 대추, 밤 차조, 단호박 등의 재료를 넣으니 한번에 여러 영양소를 먹을 수 있다.

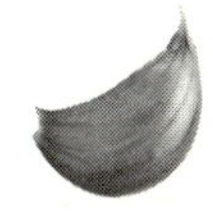

마늘의 효능

‘사랑하면 알게 되고, 알면 보이나니, 그 때 보이는
것은 전과 같지 않으리라.’ 유홍준 《나의 문화유산 답사기》중에서.
알려고 노력하면 고칠 수 없을 것 같던
만성질환도 이길 수 있다. 병을 알고 우리 몸을 살려 보자.

마늘의 효능

마늘이 건강에 좋다는 것은 이미 많은 사람들이 알고 있는 상식이다. 그러나 대부분 '좋다'라고 막연하게만 알지 어디에 어떻게 좋은지는 모르고 있다. '에이~ 좋은 거 알고 있으니까, 그냥 먹으면 됐지'라고 말하고 싶은 독자가 아직 있다면 태도를 바꾸자. 제1장에 나왔던 승리자들처럼 병을 자세히 알아야 극복할 수 있기 때문이다.

앞에서 나온 사람들처럼 마늘의 활용법은 생각보다 많고, 질병에 따라 먹는 방식을 조절하면 그 효과를 더 좋게 할 수 있다. 그렇기 때문에 단순히 좋다고만 알아서는 안 된다. 마늘을 100% 활용할 수 없기 때문이다. 그래서 더 정확하고 구체적으로 알 필요가 있다. 아는 것이 힘이라는 격언은 건강을 관리하는 데도 그대로 적용된다.

　그렇다면 마늘의 효과를 100% 이용하려면 어떻게 해야 할까? 그러기 위해서는 우리 몸이 어떻게 작동하는지 알아야 한다. 거기에서 구조적으로 뭐가 문제를 일으키는지 어떤 식생활을 하지 말아야 하는지 이해할 필요가 있다. 문제가 뭔지 모르면 고쳐야 할 것이 무엇인지도 모르기 때문이다. 왜 아픈 것이고, 어떻게 예방할 수 있고, 마늘의 어떤 성분이 치료하는지 알고 먹는다면 그만큼 문제를 효과적으로 개선할 수 있다.

　마늘을 어떻게 먹어야 좋은지에 대한 정보는 '제4장 건강을 살리는 마늘식이요법'과 '제5장 마늘의 효과를 두 배로 내는 음식궁합 요리법'에서 자세하게 설명하겠다. 우선 이번 장에서는 우리 몸과 질병이 어떤 관계에 있는지 마음은 가볍게, 태도는 진지하게 알아보자.

　본격적으로 우리 몸을 괴롭히는 질병에 대해 알아보기 전에, 질병 하면 자연스럽게 연상되는 것이 어떤 게 있는지 생각해보자. 통증, 전문적인 내용, 의사, 처방전, 약, 어려운 말 등등 우리 일상에서 사용하지 않는 복잡한 내용들이 많이 있을 것이다. 그리고 아마도 많은 독자들이 '이해하기 어렵지 않을까?' 지레짐작하고 미리 그 내용에 위축되어버릴지도 모르겠다.

　하지만 너무 겁먹을 필요 없다. 우리는 가끔 상대방을 너무 과장되게 평가해서 주눅이 든다. 실제로 살아가다 보면 부딪쳐보니 별것 아니었던 것들을 부지기수로 많이 만난다. 이 책에 어려운 내용이 나오더라도 필자가 어린 학생도 부담 없이 읽을 수 있도록 최대한 쉽게 풀어 쓸 것이니, 책과 함께 건강산책에 나선다고 생각하기 바란다.

암을 이기는 마늘

현대인의 생명을 위협하는 암

예전에는 의사가 '암에 걸리셨습니다' 라고 말하는 순간, 그 자체가 사형선고를 받는 것과 다름없었다. 그 순간이면 환자는 암에 걸렸다는 사실을 부정하고, 그의 가족들은 암에 걸렸다는 사실 때문에 울고불고 난리가 났다. 그런데 요즘은 시대가 많이 좋아져서 암에 걸렸다는 판정 자체가 죽음을 의미하지 않는다. 오히려 초인적인 의지로 암을 극복한 사람도 많아 비슷한 처지의 사람들에게 희망이 되고 있다.

사이클의 황제 랜스 암스트롱이 바로 그런 경우다. 암스트롱은 1996년에 고환암이 폐와 뇌까지 전이됐다는 진단을 받았지만 이를 극복하고 '투르 드 프랑스' 라는 국제 사이클 대회에서 7년 연속 우승하기도 했다. 암은 전이되는데, 나중에 다시 설명 하겠다.

암스트롱처럼 암을 극복하는 사람들이 나오고 있긴 하지만 여전히 많은 사람들이 암으로 고통을 받고 있다. 2008년 우리나라 통계청에서 발표한 자료를 보면, 우리나라 사람 사망원인 1위는 바로 암이다. 그 다음이 뇌혈관질환, 심장질환 순이다. 3대 사망원인인 암, 뇌혈관질환, 심장질환으로 사망한 사람의 수가 총 사망자의 48.3%에 이를 정도로 3대 질병으로 인한 사망자수가 많다. 나이로 보더라도 40대 이상의 사람들의 사망원인 1순위가 암으로 나타났다.

2007년 통계에 의하면, 인구 10만 명 중 암에 걸리는 사람은 245명이고, 암에 걸려서 죽는 사람의 숫자는 137.5명(인구 10만 명당)이다.

암으로 사망하는 숫자가 해마다 현저히 증가하는 추세에 있다. 한 생명보험회사의 통계에 따르면 성인들이 가장 두려워하는 병으로 암(59.1%)을 꼽았다. 2위인 고혈압(6.9%), 3위인 디스크-관절염(4.0%)과 비교가 되지 않는다. 인류가 극복하지 못한 많은 질환 중 가장 위협적인 병이 암이라는 사실은 의심의 여지가 없다. 이 같은 현상은 우리나라뿐만 아니라, 미국, 일본 등 거의 모든 나라에 공통적으로 나타나고 있다. 암은 현재 인류 최대의 적이다.

▶ 사망원인 순위별 성별 사망자수 및 구성비, 2007
(심장질환에는 허혈성 심장질환 및 기타 심장질환이 포함) (단위: 몇, %)

순위	남녀전체			남자			여자		
	사망원인	사망자수	구성비	사망원인	사망자수	구성비	사망원인	사망자수	구성비
1	악성신생물(암)	67,561	27.6	악성신생물(암)	42,778	31.7	악성신생물(암)	24,783	22.5
2	뇌혈관질환	29,277	12.0	뇌혈관질환	13,941	10.3	뇌혈관질환	15,336	13.9
3	심장 질환	21,494	8.8	심장 질환	10,897	8.1	심장 질환	10,597	9.6
4	고의적 자해(자살)	12,174	5.0	고의적 자해(자살)	7,747	5.7	당뇨병	5,581	5.1
5	당뇨병	11,272	4.6	간 질환	5,868	4.3	고의적 자해(자살)	4,427	4.0
6	운수사고	7,604	3.1	당뇨병	5,691	4.2	고혈압성 질환	3,592	3.3
7	만성 하기도 질환	7,523	3.1	운수사고	5,614	4.2	만성 하기도 질환	2,919	2.7
8	간 질환	7,314	3.0	만성 하기도 질환	4,604	3.4	폐렴	2,227	2.0
9	고혈압성 질환	5,402	2.2	폐렴	2,329	1.7	운수사고	1,990	1.8
10	폐렴	4,556	1.9	추락	1,925	1.4	간 질환	1,446	1.3

▶ 국내 사망원인 질병(2007년 기준, 통계청)

순위	질병
1	암
2	뇌혈관질환(뇌출혈, 뇌경색 등)
3	심장질환(급성심근경색, 협심증 등)
4	당뇨병
5	자살
6	운수사고
7	간질환 기타질환

그렇다면 이 지긋지긋한 암(癌)은 어떤 존재일까? 지적 수준이 높은 독자라면, 암은 원래 정상세포지만 죽지 않고 계속 자라서 결국 사람의 생명까지 위협하는 질병이라는 것을 알 것이다. 그런데 이렇게 간단하게 말하고 넘어가면 초등학생이 읽어도 쉽게 이해할 수 있게 쓰겠다던 약속을 어기는 일이리라. 조금 더 쉽게 접근해 보자.

흔히 악질적인 인간 혹은 범죄자를 보면 '사회에 암적인 존재'라는 말을 한다. 그런데 그 표현만큼 암이라는 질병을 설명하는 데 아주 적절한 표현이 없는 것 같다. 앞서 얘기한 것처럼 암은 원래 정상이었던 세포가 나쁜 영향을 받아 비뚤어지기 시작해, 악화되면서 생명을 위협하는 질병이다. 사회에 암적인 존재인 범죄자도 성장 과정에서 나쁜 영향을 받아 그렇게 된 것이지, 원래 인간이 나빴던 것은 아니다. 태어 났을 땐 얼마나 예쁜 아기였을까? 하지만 나쁜 영향으로 암적 존재가 되고 나면, 자신의 이익을 위해 사람을 죽이기도 하고 주변 사람에게 나쁜 영향을 끼쳐 결국 사회의 안전까지 위협한다.

암도 이와 같다. 원래 정상이었던 세포가 매연을 비롯한 오염물질에 노출되거나, 흡연·음주를 지나치게 많이 하게 되면 비정상으로 변하게 된다. 그러면 자기만 자라기 위해 영양분을 혼자 빨아 먹고 주변 세포에 나쁜 영향을 줘서 결국 사람의 생명도 위협하게 되는 것이다. 생명을 위협하는 암과 사회의 안전을 위협하는 범죄자가 서로 많이 비슷하지 않은가.

암(癌): 병들어 기댈 역(疒) + 물건 품(品) + 뫼 산(山)

암(癌)은 병들어 기댈 역(疒) + 입 세 개(品) + 뫼 산(山)이 모여서 만든 한자라고 볼 수 있다. 즉 산(山)처럼 커지기만 하는 병(疒)이라 세 사람의 입(口)이 모여 이야기하는 것이 바로 암(癌)이라는 것이다. 물론 재미로 풀어본 믿거나 말거나의 이야기지만, 이렇게 암이라는 한자 안에는 커지고 퍼져 나가기만 하는 암의 속성이 정확하게 담겨 있다.

몸을 살리고 죽이는, 신비한 세포의 기능

우리 일상을 잠깐 살펴보자. 전화를 걸고, 서류를 작성하고, 운전을 하고…. 숨이 붙어 있다면 각자 업무에 맞게 끊임없이 움직이고 있을 것이다. 그런데 십중팔구는 이런 일상이 지극히 평범하고 재미없다고 생각할 것이다. 당연히 쉽게 할 수 있는 일이라 생각할 테니까.

그러나 관점을 달리하면 사람은 기적 같은 일이 연속으로 벌어지는 순간을 살아가고 있다. 그리고 이 기적은 우리 몸에 있는 세포가 매순간 적절하게 반응하기 때문에 가능한 일이다.

지금부터 우리 몸에 대한 이야기를 잠깐 하겠다. 그런데 지금 말하는 것은 이 책을 이해하는 데 큰 도움이 되는 지식이니 조금 어렵게 느껴진다고 그냥 넘기지 말자. 아마도 지적인 호기심이 많은 독자는 이 부분을 매우 좋아할 것이다.

인간의 몸을 구성하고 있는 가장 작은 단위를 세포라고 부른다. 알다시피 인체는 60억~100억 개의 세포로 구성되어 있다. 이 세포들은 위치와 기능에 따라 다양한 역할을 한다. 모든 세포는 일정한 시간 동안 생기고, 성장하고, 소멸한다. 쉽게 말해, 세포도 사람처럼 태어나서 성장하고 살아가다 늙게 되면 죽는다.

사람이 살다보면 여기저기 다치는 것처럼 세포도 손상된다. 대부분은 세포 내에서 스스로 치유/회복되어 정상적인 세포 역할을 하게 되지만, 회복이 안 되는 경우에는 스스로 죽음을 선택하기도 한다.

생명체의 최우선 목표가 살아서 번식하는 것을 생각할 때, 전체를 살리기 위해 죽음을 선택하는 세포의 행동을 보면 신비함을 넘어서 숭고함까지 느껴진다. 다친 세포는 건강한 다른 세포가 그 역할을 대신할 수 있도록 직접 죽음을 선택한다. 세포가 이런 선택을 할 수 있는 것은 이 모든 과정이 유전자 정보로 철저하게 조절되기 때문이다.

그런데 여러 가지 원인으로 인해 유전자가 변형되면 유전정보가 잘못되는 경우가 있다. 그러면 세포내 유전자의 조절기능에 이상이 생겨, 세포의 증식과 억제가 통제되지 않아 지나치게 늘어나는 경우가 생긴다. 이런 세포는 주변의 신체기관에 침입하여 정상적인 세포를 죽이고 장기조직의 구조와 기능을 파괴하는데, 이 세포를 암(cancer)이라 한다.

예를 들어 혈액세포인 적혈구의 경우 골수에서 생성되어 약 120여일 후 비장에서 자연스럽게 죽고, 신경세포의 경우 일생에 한 번만 생기는데 사망과 동시에 없어진다. 그런데 정상적인 세포주기에 이상이 생기면 세포분화에도 균형이 깨지게 된다. 세포가 어느 정도 분화한 후에는 성장을 멈추어야 하는데도 불구하고 계속 성장하는 것을 종양(tumor)이라 한다. 종양에는 양성종양과 악성종양이 있는데 이중 악성종양을 암이라고 한다.

▶ 정상세포와 암세포의 분화

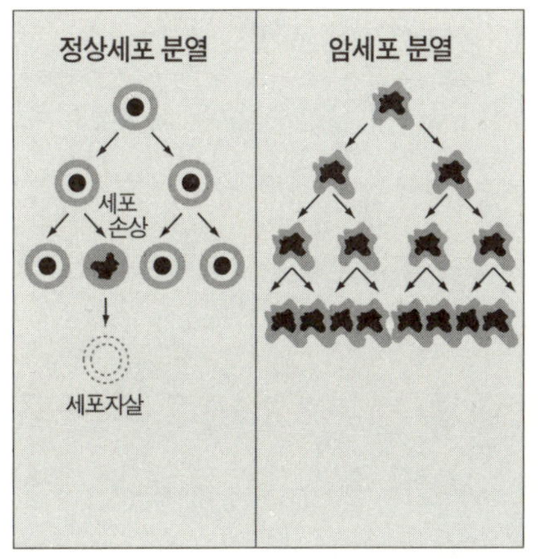

▶ 양성종양과 악성종양

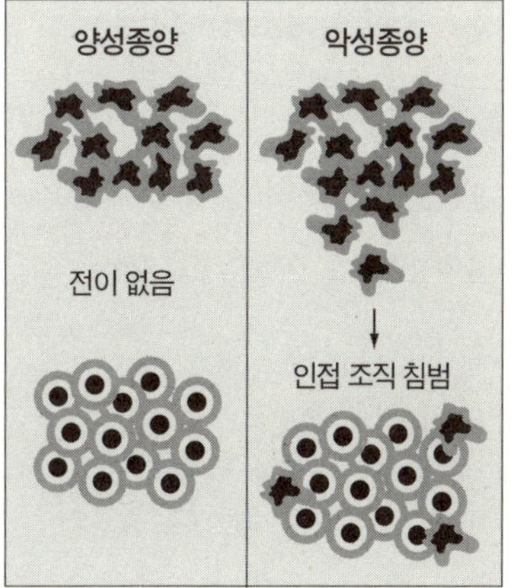

양성종양의 경우는 서서히 증식하고 주위의 다른 조직이나 기관으로 확산되거나 전이하지 않아 쉽게 치료할 수 있다. 이에 반해 암이라 불리는 악성종양은 성장속도가 빠르고 주위 조직으로 침투하거나 다른 기관으로 옮기는 고약한 성질이 있다.

앞서 사이클 선수 랜스 암스트롱에 대한 이야기를 했다. 암스트롱은 처음에 고환암에 걸렸지만 이 부위에 있던 암세포가 폐와 뇌까지 퍼져 나간 악성종양환자였다. 악성종양은 빨리 번지기 때문에 치료하기 쉽지 않은데, 이런 암을 이겨낸 암스트롱은 암을 극복했다는 것만으로도 대단하다고 봐야 한다. 그런데 그는 거기서 그치지 않고 사이클 선수로 복귀해서 험난하기로 명성이 자자한 '트루 드 프랑스' 사이클 대회에서 7년 연속 우승을 했다. 그의 존재는 암환자뿐만 아니라 많은 사람에게 감동을 주는 인간승리의 살아있는 표본이다.

다시 암으로 돌아가면, 2005년도 사망자 통계를 보면, 4명 중 1명이 암으로 죽었다는 사실을 알 수 있다. 현재도 암환자가 급증하는 추세에 있는데, 최근 암보험료가 많이 인상된 것도 이 같은 현상을 반영한 것이다. 암을 정복하기 위해 지금까지 많은 연구들이 진행됐지만 아직도 완전한 해법을 찾지는 못했다. 때문에 걸리지 않도록 예방하는 것이 무엇보다 중요하다.

암을 일으키는 물질은 주로 환경에 존재하는 화학물질로 몸속에 들어오는 경우에 일부는 변형되지 않는 상태로 소변, 대변, 담즙, 땀, 호흡 등을 거쳐 몸 밖으로 빠져나가기도 한다. 그러나 이런 물질이 기름에 녹는 성질일 경우에는 몸에 흡수가 빠르고 배설은 느리게 되기 때문에 체내에 쌓일 가능성이 높다. 이런 물질은 나중에 몸속에서 강력한 독성 물질로 바뀌기도 한다.

학교에서 식품영양학을 연구하고 가르치다 보면, 어떤 음식이 암 예방에 좋은지 물어오는 사람들이 꽤 있다. 그때마다 여러 가지 음식을 추천해주는데, 독자도 이에 대해 자세히 알면 도움이 될 것 같아 소개한다. 사실 자연산 식품을 먹어서 암을 예방하는 것보다 더 좋은 방법은 없다. 신이 준 먹을거리는 화학약품을 먹었을 때처럼 부작용이 있는 것도 아니기 때문이다. 현재 암에 효과가 있는 식물, 식품성분은 현재 500개가 넘는다. 그 중 대표적인 것을 아래 표에 정리해 두었다.

▶ 암에 좋은 식품과 성분

식품	화합물
케일, 콜리플라워, 파, 서양고추냉이, 딸기류	캠퍼롤
블루베리, 크랜베리, 빌베리	플라보노이드
딸기, 라습베리, 블랙베리	엘라그산
밀크티슬 열매	실리마린
강황	큐커민
브로콜리 등 십자화과 채소	설포라판
마늘	디알릴디설파이드
양파, 크랜베리, 빌베리, 체리, 사과	케르세틴

암의 생성과정

그렇다면 무시무시한 암은 어떻게 생기는 것일까? 암이 생기는 과정은 살아가는 환경과 사람 각각의 체질이 복합적으로 작용해서 이해하기 어렵다. 하지만 그렇다고 여기까지 알아봤는데 그냥 넘어갈 수는 없지 않은가? 간단하게 살펴보고 넘어가자.

암이 일어나는 과정은 환경요인과 내재적인 요인을 포함하는 복잡한 과정으로 알려져 있다. 그것을 이해하기 쉽게 만든 것이 와인스타인

(Weinstein)의 다단계 발암과정이다. 이는 모두 3단계 과정으로 개시단계 · 촉진단계 · 진행단계로 구성된다.

제1단계는 개시단계로 암을 일으키는 물질(발암원)에 노출되어서 정상세포조직의 유전정보가 고장나 돌연변이가 생기는 단계이다. 체내에 암을 일으키는 화학물질이 들어오면 먼저 간이 독성을 해독시켜 몸 밖으로 내보낸다. 그러나 해독되지 않은 독성은 세포의 유전자정보와 반응해서 유전자에 돌연변이를 일으킨다. 이 단계에서 독소는 정상유전자에 돌연변이를 일으켜 종양을 일으키게 된다.

제2단계는 촉진단계로 돌연변이를 일으킨 세포들이 늘어나 암세포로 변하는 단계이다. 개시단계와 달리 과정이 천천히 진행된다. 돌연변이가 생겨도, 이것이 체내에서 암을 예방하는 화합물이나 영양소에 의해 정상세포로 다시 되돌아가는 경우도 있기 때문이다.

돌연변이가 된 세포가 정상세포로 돌아가고 다시 이상해지는 과정이 반복되면 몸속에 있는 독소와 이를 정상으로 바꾸는 데 필요한 암예방 물질 간에 균형이 깨진다. 그러면 원상태로 돌아가지 못한 돌연변이 세포가 점점 늘어나고 이것이 나중에 암세포가 된다.

암세포의 증식을 억제하는 유전자에 이상이 생기면, 손상 받은 세포는 몸을 살리기 위해 스스로 자살하는 세포반응(자가사멸 apoptosis)을 일으키지 않는다. 그래서 돌연변이 세포가 암세포로 되는 데에는 오랜 시간이 걸린다.

제3단계는 진행단계로는 양성종양에서 악성종양으로 바뀌는 단계이다. 이 단계에서는 악성세포가 주위에 있는 건강한 장기에 침투하고 혈액이나 림프를 통해 다른 부위로 종양세포를 옮긴다. 현재 암 치료 연구는 1단계와 2단계에 집중해서 악성암이 발생하지 않도록 예방하는 것에 초점을 맞추고 있다.

마늘의 항암효과

마늘이 암에 좋다는 것은 1957년 와이스버거(Weisberger)에 의해 최초로 알려졌다. 1982년 미국 국립암연구소(National Cancer Institute)에서 암 예방 프로그램이 실시되었는데, 그때 이후 지금까지 수백 종의 화합물이 암을 예방할 수 있는 것으로 보고되었다. 2000년에는 최고의 암 예방 식품으로 마늘이 추천되기도 했을 정도로 마늘은 항암효과에 두각을 나타내는 식품이다.

마늘의 항암효과는 세계적으로 사례를 찾아볼 수 있다. 그 중에서 몇 가지만 소개하면, 중국 산동지방에서 생마늘 20g(마늘 4~6쪽에 해당)을 매일 먹은 그룹은 매일 1g의 마늘을 섭취한 그룹에 비해 92% 정도 위암 발생률이 감소되었다. 또, 1994년 미국 아이오와주 여성(55~69세)을 대상으로 연구한 역학조사결과에서도, 마늘을 주 1회 이상 먹고 있는 사람은 전혀 먹고 있지 않은 사람에 비해 대장암의 발생이 절반 수준인 것으로 밝혀졌다.

이처럼 마늘은 위암·대장암 등의 소화기 계통의 암과 전립선암 예방에 효과적인 것으로 알려졌다. 그 외에도 마늘은 유방암, 자궁암, 후두암 등에 효과가 있다. 마늘의 섭취와 항암효과에 관한 연구결과를 부록 표에 정리해 두었으니 참고하기 바란다.

마늘이 암을 어떻게 예방·치료할까

앞서 마늘이 몸에 좋다는 것은 누구나 다 아는 이야기라고 말한 바 있다. 일반적으로 암을 예방하는 물질은 발암물질이 체내에 흡수되거나 활동하는 것을 막고, 암 세포가 번성하지 못하게 한다. 고장 난 유전자 정보를 고치는 것도 예방물질이 하는 일이다. 미국 일리노이 대학의 모리에티 박사가 암을 막는 마늘의 역할을 8가지로 요약해서 설명했는데 참고해보자.

해독작용

몸에는 발암물질의 독성을 제거하는 해독효소가 있어서 암 발생을 막는다. 그런데 이런 효소를 만들려면 마늘의 영양소가 필요하다. 특히 마늘의 유황성분은 발암물질을 억제하고, 효소는 번성하게 해서 체질을 강하게 든다. 숙성 마늘추출액에 존재하는 성분(S-알릴시스테인)은 발암물질 생성을 막고 발암물질에 의한 유전자 정보의 손상을 막는다. 그래서 암 발생을 감소시킨다.

DNA에는 유전정보가 들어 있기 때문에, 만약 이곳에 이상이 생기면 정상 세포와 다른 엉뚱한 것이 만들어진다. 이것을 돌연변이라고 한다. 돌연변이(mutation)는 라틴어 mutare에서 나온 말로 '변한다'는 뜻이다. 그러므로 돌연변이는 유전정보가 기록된 DNA분자에 방사선, 화학물질 등의 영향으로 원본과 달라지는 것을 말한다. 돌연변이가 일어나면 그 유전자에 의해 생산되는 단백질에 변화가 생기고, 단백질은 세포를 구성하는 성분이기 때문에 세포까지 변하게 된다.

그렇다면 발암물질은 어떻게 암을 유발하는가? 많은 경우 유전적인 변화는 돌연변이를 일으킬 수 있는 발암물질에 오랫동안 노출되면서 일어난다. 일반적으로 세포분열이 왕성하면 할수록 DNA 복제나 재조합 과정에서 돌연변이가 발생할 가능성이 높아진다.

활성산소 제거

식품첨가물, 독소, 약물, 담배, 자외선 등에 존재하는 발암물질이 우리 몸속에 들어오면 체내에서 활성산소가 많이 생기는데, 이 활성산소가 세포에 손상을 입혀 암이된다. 마늘의 유황성분은 활성산소를 제거하는 능력이 매우 강하다.

'산화(酸化)' 하면 말이 어려울지도 모르겠다. 간단하게 물건이 불에 타는 것이라고 생각하면 된다. 나무가 불에 타면 그을음이 많이 나고 주변에 재도 많이 생겨 지저분해진다. 몸속에서 일어나는 산화반응도 이와 비슷하다고 생각하면 이해하기 쉽다.

마늘을 먹으면 항산화효소 활동이 많아져서 몸속에서 산화반응을 일으키는 활성산소가 없어진다. 또 숙성마늘도 몸속 기름성분과 산소가 결합해서 생성된 유해물질을 줄여준다.

그렇다면 활성산소는 도대체 무엇일까? 여기서는 간단하게만 알아보고 넘어가겠다. 한마디로 활성산소는 길들여지지 않은 맹수 같은 존재다. 맹수를 적진에 풀어 놓으면 우리는 힘들이지 않고 적에게 치명적인 타격을 줄 수 있다. 하지만 맹수가 적진으로 가다가 우리 쪽으로 방향을 돌린다면 어떨까? 아마 상상하기 싫은 장면이 눈앞에 벌어질 것이다.

TIP BOX

활성산소 스토리

인간을 포함해서 숨을 쉬는 생명체는, 호흡이라는 과정을 통하여 에너지를 얻는다. 그런 과정에서 흡입된 산소의 약 2% 정도가 '산소독' 이라고 불리는 활성산소로 변해서 몸에 남아 있게 된다.

활성산소는 불안정하다. 성격이 불안정한 사람은 주변사람들과 끊임없이 문제를 일으킨다. 활성산소도 마찬가지다. 때문에 주위에 있는 세포 단백질이나 지질분자 등의 여러 물질과 매우 쉽게 충돌반응을 일으켜 세포에 손상을 일으킨다. 이 활성산소가 DNA에 손상을 입히면 세포에 치명적인 피해가 생기고, 이상이 생겨 결국 암에 걸린다. 최근에는 활성산소의 나쁜 영향을 막기 위해 천연 항산화 활성물질에 대한 연구가 활발하게 진행 중이다. 쉽게 말해 활성산소는 독소다.

어떤 형태가 됐더라도 마늘만 꾸준히 먹어도 활성산소라는 독소가 활동하는 것을 크게 개선할 수 있다.

맹수가 우리 동료의 팔다리를 물어 뜯을 테니까. 다시 말해 활성산소는 몸 안에 들어온 병균을 공격해서 몸에 이로운 영향을 주기도 하는데, 통제가 잘 되지 않아 우리 몸의 세포를 공격하기도 한다. 바로 이 점이 활성산소의 가장 큰 문제다.

활성산소는 휘발유처럼 쉽게 불이 붙어서 지방이나 단백질, DNA 등과 반응해서 손상을 일으킨다. 그런데 마늘성분은 세포물질이 산화가 일어나지 않게 보호하는 역할을 한다. 한마디로 마늘은 활성산소로부터 세포를 지키는 보호막 같은 역할을 한다.

특히, 마늘 오일(디설파이드함유)과 숙성마늘(S-알릴시스테인함유)은 항산화물질인 글루타티온의 농도를 높여주고 산화를 막는 효소의 활동을 활발하게 해 산화를 막는다. 잘 알려진 항산화물질로는 비타민E, 비타민C, 글루타티온, 코엔자임 Q, 요산 등이 있다.

마늘이 얼마나 건강에 보탬이 되는지 알아보기 위해 필자가 직접 마늘장아찌를 4주 동안 생쥐에게 먹여 보았다. 그러자 체내 항산화물질인 글루타티온의 농도가 증가했고, 체내 항산화효소의 활성이 많아졌음을 볼 수 있었다. 혈액 속 지방성분도 현저하게 낮아졌으며, DNA의 손상도 막은 것을 관찰했다.

DNA 부가물 형성의 억제

생소한 이름이지만 'DNA 부가물'이 암 발생의 주된 요인이다. 앞서 간단히 설명한 것처럼 활성산소는 산화작용이 매우 강하기 때문에 DNA에 손상을 일으킨다. 사나운 맹수가 우리 편을 공격한 것과 같다.

활성산소는 DNA의 염기성분과 반응하여 산화물을 형성하여 DNA 구조를 변형시킨다. 또 벤조피렌 같은 발암물질은 체내에서 산화되면 매우 강한 독소가 된다. 바로 이 점이 DNA 부가물이 위험한 이유이다. 벤조피렌은 자동차 매연·담배연기·각종 식품·목재 등을 태우거나 구울 때 생기는 발암 물질이다. 벤조피렌 그 자체는 발암성이 크지 않으나 체내에서 활성이 큰 물질로 대사되면 발암성을 나타나게 된다. 그러나 마늘은 DNA 부가물의 형성을 억제해 암을 예방한다.

암세포 자살 유도

몸에는 종양을 억제하는 유전자가 있다. 이 유전자는 세포증식을 억제하거나 세포가 분화하는 것을 막는다. 잘못된 세포가 늘어나면 그만큼 생명에 위험하기 때문이다. 또 경우에 따라서는 세포의 자살을 유도하는 작용을 한다. 마늘은 이런 세포의 활동이 원활하게 일어나도록 돕는다.

세포주기 성장정지 유도

독자도 잘 알다시피 암 세포는 세포가 멈추지 않고 자란다. 정상세포는 DNA가 복제되면서 약간 손상이 일어난다. 그러면 손상된 DNA 복구 하기 위해 시간이 필요한데 그때 세포분화가 정지된다. 그런데 암세포는 이런 과정이 없기 때문에 계속 자라기만 한다. 마늘은 암세포의 성장주기를 방해해서 암이 자라는 것을 막는다.

폴리아민(polyamine) 대사를 저해

폴리아민은 세포에 존재하는 성장조절물질이다. 동물에서 폴리아민은 세포의 분열을 촉진한다. 따라서 사람이나 동물세포에서 폴리아민이 지나치게 많이 있으면 암세포가 자랄 수 있다. 그런데 마늘은 폴리아민을 생성하는 효소 활동을 저해해서 암을 예방한다.

항균작용

마늘의 항균작용은 매우 뛰어나다. 대표적으로 마늘의 알리신과 디알릴트리설파이드는 항균력이 뛰어나, 위암을 일으키는 헬리코박터 파이로리균을 억제한다.

면역조절작용

암은 몸의 면역력의 균형이 깨지거나 면역세포(자연살해세포, 림프구, 살해T세포, 대식세포–부록 참고)의 기능이 제대로 작동하지 않기 때문에 생긴다. 그런데 마늘은 면역세포를 활성화시켜 종양세포의 증식을 막아 암 발생을 억제한다. 마늘은 면역시스템이 지속적으로 유지되도록 하는 기능이 있어 앞으로 여러 치료에 이용될 가능성이 높다.

우리나라에서만 해마다 10만여 명의 암 환자가 생기고 있다. 안타깝게도 해마다 그 발생률이 증가 추세에 있다. 이에 반해 암 치료법은 수술, 항암치료, 방사선 요법 등에 의존하고 있는 실정이다. 암은 우리나라 사람 사망원인 1순위이고, 현재 4명 중 1명이 암에 걸리고 있다. 이 중 상당수가 5년을 넘기지 못하고 사망하지만, 여전히 암 치료는 갈 길이 먼 것이 현실이다.

항암치료와 방사선요법은 암세포를 죽이는 과정에서 암세포는 물론, 정상세포까지 죽이기 때문에 환자의 면역력을 약화시켜 심각한 부작용을 일으킨다. 그래서 예전과 달리, 면역력을 강하게 만들어 암을 예방하는 것이 가장 좋은 방법이라는 의견이 공감을 얻고 있다.

면역력을 강하게 만드는 식품으로 카로티노이드가 많이 들어 있는 당근, 토마토, 오렌지와 콩의 이소플라본, 녹차의 카테킨, 인삼의 사포닌, 마늘의 함황화합물 등이 있다.

위암에 좋은 마늘

위암은 우리나라 사람들이 많이 걸리는 질병으로, 2007년 암 환자 13만7천5백 명 가운데 15.6%(2만1천5백 명)를 차지하고 있다.

우리나라 사람은 서양인에 비해 유난히 위암에 잘 걸린다. 하지만 그게 유전적 요인 때문만은 아니다. 이민을 떠나 식생활이 바뀐 재미교포의 위암 발생률이 상대적으로 낮다는 사실이 이를 반박하기 때문이다. 그렇다면 원인은 무엇일까?

▶ 미국인 암환자 분포표

미국에서의 암 발생률		
암의 종류	발암물질	1999년 사례의 수
전립선암	테스토스테론; 동물성 지방섭취	179,300
유방암	에스트로겐; 동물성 지방섭취	176,300
폐암	담배	171,300
결장 및 직장암	높은 동물성 지방섭취; 낮은 섬유소 섭취	129,400
임파종	바이러스(여러 종류)	64,000
방광암	담배	54,200
피부암(흑색종)	자외선	44,200
자궁암	에스트로겐	37,400
신장암	담배	3,200
인후암	여러 종류의 담배, 술	30,000
백혈병	X광선, 벤젠; 바이러스(한 종류)	29,800
난소암	(많은 수의 배란주기)	28,600
췌장암	담배	25,200
위암	소금; 담배	21,900
간암	술; 간염바이러스	16,800
뇌암	손상; X광선	145,000
자궁암	바이러스; 담배	12,800
그외		155,600

위암을 일으키는 발암물질의 70~80%는 식품과 밀접한 관계가 있으며, 20~30%는 유전적 요인 때문이다. 따라서 우리나라 사람들이 위암에 많이 걸리는 원인은 잘못된 식습관에서 찾아야 한다.

위암을 일으키는 주요 발암물질은 소금, 니트로소아민이다. 이것만 조절해도 위암의 부담에서 벗어날 수 있다. 소금 말고는 생소한 말일 텐데 천천히 알아보자.

소금을 많이 먹으면 위 점막에 암을 촉진시키는 효소를 활성화시켜 위암이 생긴다. 세계보건기구(WHO)에서 권장하는 하루 소금의 섭취량은 6g인데, 한국인의 평균 소금 섭취량은 14~24g으로 세계보건기구(WHO)의 권장량보다 서너 배 많은 양을 먹고 있다. 우리나라 밥상을 보면 김치를 비롯해서 짠 반찬이 많고, 사람들이 짠 반찬을 즐겨먹기 때문에 소금 소비량이 많다.

소금은 지속적으로 위 점막을 자극하여 위축성 위염을 일으키고, 이런 질병이 더 진행되면 위궤양이 되고 나중에는 위암이 된다. 그래서 위 보호하려면 음식을 싱겁게 먹어야 한다. 아예 소금을 먹지 말아야 한다고 말하는 것이 아니다. 그러면 절대 안 된다. 싱겁게 적절한 수준에서 먹어야 한다는 말이다.

다음은 니트로소아민인데, 고기 좋아하는 독자가 많을 것이다. 숯불을 빨갛게 피워 놓고 불판 위에 제대로 숙성시킨 돼지갈비 한 대를 올려 놓고…. 잘 구운 다음, 고기 한 점 상추에 싸서 입에 쏙~! 소주 한 잔! '캬~' 생각만 해도 군침이 돈다.

그런데 육식을 지나치게 많이 하면 좋지 않다는 말을 한번쯤은 들어

봤을 것이다. 육류에는 아민이라는 물질이 들어 있는데, 이 성분은 다른 물질과 반응해서 암을 일으키는 물질로 변한다. 그것이 바로 ‘니트로소아민’ 이다. 그래서 육식을 많이 하면 안 된다. 고기가 썩으면 니트로소아민 같은 유독성 화합물이 만들어진다. 이 물질은 여러 종류의 암을 일으키는 매우 강한 독소다.

니트로소아민을 적게 먹으려면 음식을 필요한 만큼만 만들어서 먹는 것이 가장 좋다. 모든 음식이 오래 보관되면 니트로소아민이 조금씩 생긴다. 냉장고에 넣으면 덜 생기지만 그렇다고 없는 것은 아니기 때문이다. 특히 고기나 기름성분이 탄 부위에는 여러 종류의 발암물질이 들어 있다. 이 물질들은 훈제 과정에서도 만들어 질 수 있기 때문에 평소에 탄 부분은 먹지 않아야 한다.

우리나라 사람들은 헬리코박터균 감염률도 매우 높다. 이 균은 위염, 소화성 궤양(위 및 십이지장궤양) 등의 원인으로 알려져 있다. 헬리코박터 균의 감염이 높은 나라에서 위암 환자가 많고, 또 위염이 있는 환자에게 위암이 잘 발생한다. 위염은 헬리코박터균과 관련이 높아 위암도 헬리코박터 균이 원인으로 작용할 가능성이 있다.

마늘을 먹으면, 발암물질 니트로소아민의 전 단계인 아질산염이 적게 만들어진다. 이것은 마늘의 알리신이 질산염을 아질산염으로 바꾸는 박테리아를 죽이기 때문이다. 또, 마늘을 먹으면 현재 위암과 위궤양의 발생 원인으로 지목받고 있는 헬리코박터 파이로리균의 폐해를 예방할 수 있다. 마늘성분은 위암을 비롯한 소화기계통의 암예방에 효과가 좋다. 고기를 구워 먹을 때면 대체로 마늘을 함께 먹는데, 이것은 단순히 맛 때문에 그런 것이 아니다. 마늘식이요법은 몸속 독소까지 없애는 생활의 지혜이다.

마늘의 항암효과

마늘, 마늘유, 숙성마늘 등 마늘가공 식품은 항암효과가 뚜렷하고 일관되게 나타난다. 70kg 정도의 일반 남자 성인을 기준으로 마늘을 얼마나 먹어야 하는지 설명하겠다.

다진 생마늘의 경우 최소 17g 또는 28g, 마늘 주스의 경우 10g, 마늘 분말의 경우 0.6g 정도는 먹어야 효과가 있다. 건강한 성인남자가 생마늘을 3g 정도 8일간 빼먹지 않고 꾸준히 먹으면, 앞서 설명한 벤조피렌에 의해 만들어진 림프구의 DNA 부가물이 현저하게 줄어든다는 연구 결과가 있다.

잠깐 쉬어가는 이야기를 하겠다. 육류를 바짝 익혀 먹는 것을 좋아하는 사람에게는 약간 무서운 이야기니까 집중해서 읽기 바란다. 이 이야기는 식약청 홍보자료에서 본 것을 토대로 말해 보겠다.

잠깐 쉬어가는 이야기를 하겠다. 식약청 홍보자료에서 본 것을 기억나는 대로 말해보겠다. 약간 무서운 이야기니까 집중해서 읽기 바란다.

1775년 영국의 퍼시벌 포트가 굴뚝 청소부들에게 음낭암이 많다는 것을 발견했다. 또 화학공업이 발달하면서 석탄에서 타르제품이 나왔고 이것을 다루는 사람들이 피부암에 잘 걸린다는 사실도 발견됐다. 원인은 발암물질인 '벤조피렌' 때문이다.

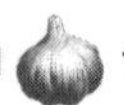 **TIP BOX**

위암 원인과 예방

위암의 원인

환경적 요인 – 1) 식이요인 : 질산 염화합물 섭취(염장식품 · 가공육류), 고
            염식품(염장채소 · 염장생선), 불에 탄 음식 또는 훈제식품
         2) 헬리코박터 세균 감염
         3) 만성 위축성 위염과 자이 형성
         4) 흡연
유전적 요인 – 단백질의 유전자 돌연변이

위암예방

1차 예방법 – 음식을 통해 섭취되는 화학적 발암 물질 등을 피해 위암 발
          생을 줄이기
         1) 섭취 권장 식품 : 신선한 채소 및 과일, 단백질이 풍부한
         식품, 비타민A · C · E의 먹기
         2) 피해야 할 식품 : 소금에 절인 식품, 가공육류, 불에 태운
         음식, 훈제 조리 등
2차 예방법 – 발생된 위암을 아주 조기에 진단하여 적절한 조치를 받기

식품에도 벤조피렌이 있는데, 햄 · 소시지 등의 훈제품, 생선구이, 고기구이, 불고기, 스테이크 등에 있다. 벤조피렌은 타는 물질에는 다 들어있는데, 담배를 많이 피우면 폐암에 걸리는 것도 벤조피렌 때문이

다. 검게 탄 생선이나 고기에는 벤조피렌보다 110~300배나 더 강한 돌연변이성 유해물질이 들어있다. 구운 생선 1kg을 먹으면 벤조피렌 1μg이 체내에 들어가는데, 검게 탈 정도로 구운 정어리 2g을 먹으면 358μg, 스테이크의 검게 탄 부분 5.2g을 먹으면 벤조피렌 855μg에 맞먹는 독한 돌연변이 물질을 먹게 된다.

이물질은 단백질을 구성하는 아미노산이 타서 만들어지는 것인데 가장 대표적인 것이 트립프p-1, 트립프p-2 등이다. 돌연변이와 발암성이 일치하는 것은 아니지만 , 이것을 먹으면 암에 걸릴 확률이 높다.

중요한 사실은 탄 것을 정밀 분석해보면, 그 안에 몸에 해로운 독성 물질이 들어있다는 사실이다. 불고기를 태워서 먹으면 암에 걸린다는 말을 이제는 이해할 것이다. 이런 사실을 알고도 탄 고기를 먹을 수 있을까? 알아야 병을 이길 수 있다는 말도 이해할 것이다. 채소나 과일은 암을 없애는 효과가 있으니 가능하면 이들을 많이 먹자.

혈관질환을 치유하는 마늘

우리나라가 못 먹고 못 살던 시절, 사람들이 가장 많이 걸렸던 질병은 폐렴, 결핵 등의 급성감염질환이었다. 이 대부분이 영양상태가 형편없을 때 걸리는 질병이다. 하지만 지금은 어떨까?

현대인은 대체로 먹을 것이 풍족한 환경에서 생활한다. 예전처럼 보릿고개를 걱정해야 하는 게 아니라, 반대로 살이 너무 쪄서 비만을 경계해야 하는 상황이 돼버렸다. 그 결과 영양상태에 크게 좌우되는 질병은 그야말로 역사책에서나 볼 수 있게 됐다.

현대인들이 가장 많이 걸리는 질병은 암, 허혈성 심장질환, 고혈압 등의 질환이다. 그 중에 허혈성 심장질환으로 고통 받는 환자의 수가 매우 빠르게 늘어나고 있다. 허혈성 심장질환은 심장에 영양분과 산소를 공급하는 관상동맥이 막혀, 심장에 적절한 에너지를 공급할 수 없는 질병을 말한다. 1996년만 하더라도 허혈성 심장질환으로 사망한 사람의 수는 5,900여 명을 지나지 않았다. 하지만 10년이 지난 2006년에는 14,000여 명이 넘어버렸으니 짧은 시간 사이에 2.5배 가까이 사망자가 늘어난 셈이다.

우리가 건강하게 살아가기 위해서는 기본적으로 혈액순환이 잘 되어야 한다. 신체 각 기관에 적당한 에너지와 산소가 공급되고 노폐물을 빨리 내보내려면, 혈액순환이 원활하게 이뤄져야 한다. 하지만 혈관계에 이상이 생겨도 어디가 잘못된 것인지 쉽게 느껴지지 않는다. 때문에 혈관계질환은 그 위험한 정도를 피부로 느끼기 쉽지 않다. 그런데 혈관계에 문제가 생기면 신체기관이 금방 산성화되어버리고, 뇌에서 막힌 혈관이 터져버리면 사람의 생명을 빼앗을 정도로 위험하다.

그렇다면 혈관계질환을 잘 다스리려면 어떻게 해야 할까? 우선 혈관계질환의 속성에 대해 조금은 알아야 할 것이다. 그래야 더 정확하게 질병을 관리할 수 있다. 혈관계질환 중 사람들이 가장 많이 걸리는 것이 동맥경화증과 고지혈증이다. 이들은 예전 나이가 많은 사람들이 주로 걸렸던 질병이다. 그런데 요즘은 식생활이 서구화되고 운동량은 줄어들어, 동맥경화와 고지혈증에 걸린 아이들도 있다.

동맥경화증

　동맥경화증에 걸린 사람이 많기 때문인지 이게 뭔지 정확히는 몰라도 익숙하다는 느낌을 준다. 그런데 동맥경화란 과연 무슨 뜻일까? 동맥경화증(atherosclerosis)의 어원은 그리스어에서 비롯됐다. 그리스어의 '기름'을 뜻하는 athere와 '단단해짐'을 의미하는 sclerosis가 더해져서 만들어진 말이다. 무슨 뜻인지는 알겠는데 외구말은 덜 와닿는다. 우리 스타일로 한번 한자로 풀어서 이해해보자.

동맥경화(動脈硬化) : 움직일 동(動) + 혈맥 맥(脈) + 굳을 경(硬) + 될 화(化)

이 단어의 한자를 그대로 풀어서 보면 '유연하게 움직이던 혈관(혈맥)이 점점 굳게 변하는 것'이다. 끈적끈적한 혈액이 관을 따라 흐르려면 혈관이 고무줄처럼 쭉 쭉 늘어나는 성질이 있어야 쉽게 흐른다. 그런데 그런 혈관이 딱딱하게 굳어 버렸으니 병이 생길 수밖에…. 믿거나 말거나지만 동맥경화의 성질이 이렇다고 이해하고 넘어가자.

　간단히 정리하면 동맥경화는 혈관 내벽에 기름 찌꺼기가 끼면서 원래 갖고 있던 유연성을 잃어버리게 되고, 점점 딱딱하게 굳어지는 현상이다. 당연히 피가 잘 통하지 않는다.

　동맥경화가 진행되면 혈관 내벽에 콜레스테롤, 지질 등의 기름성분이나 플라크(plaque)가 축적되어 혈관벽 내면이 거칠어지고 혈액이 흐르던 공간이 좁아진다.

　동맥경화가 심해지면 피가 제대로 흐를 수 없어서 원활한 혈액 공급이 어려워진다. 그러면 신체 조직이 산소와 영양분을 충분히 공급받지 못해 뇌졸중 · 협심증 · 심근경색증 · 고혈압과 같은 병에 걸리게 된다.

이렇게 질병에 걸리는 것은 마치 소방차 소방호스에 불순물이 많이 끼어 있는 것과 같다. 집에 불이 났다고 생각해보자. 이 불을 끄려면 물이 필요한데 소방 호스에 돼지비계 같은 기름성분이 잔뜩 끼어 있다면 어떻게 될까. 소방차 수압기에서 강하게 물을 뿜어내도 호스 내부에 공간이 좁기 때문에 물이 그만큼 적게 나갈 것이다. 이때 소방호스가 불량품이라면 어떨까? 강한 수압 때문에 호스가 터지고 찢겨 나가는 것은 너무 당연한 말이다.

불 난 집에 사용할 물이 부족하다면 집을 보호할 수 있을까. 결국 화마(火魔)가 모든 것을 집어 삼킬 것이다. 이렇게 타버린 집을 생각해 보라. 피를 제때 공급받지 못해 쇼크로 쓰러진 사람과 매우 많이 비슷해 보이지 않은가. 그렇기 때문에 평소에 혈관을 건강하게 관리하는 것이 이만큼 중요하다. 그런데 일상에서 혈관이 나빠지는 것을 쉽게 느낄 수 없기 때문에 많은 사람들이 관리에 소홀하다.

동맥경화중 기미가 있는 사람들에게 큰 위협이 되는 요소 3종 세트가 있다. 그것은 바로 고혈압 · 고지혈증 · 흡연이다. 이 세 가지는 각기 따로 동맥경화를 일으킬 수 있는 위험요소인데, 함께 작용할 때는 그 위험이 더 커진다.

많은 사람들이 흡연은 폐에 직접적인 영향을 준다고 생각하는데, 흡연을 하면 혈관건강도 급격하게 나빠진다. 얼핏 보면 관계없어 보이지만 정말이다. 흡연을 하면 활성산소가 발생해서 지질과 산화반응을 일으킨다. 그 결과 혈액에 나쁜 콜레스테롤이 생기고 이것이 혈관 내벽을 상하게 해 동맥경화를 일으킨다. 이외에도 당뇨병 · 비만증 · 운동 부족 등도 원인이 되며 성격이 예민하거나 다혈질인 경우도 위험하다.

동맥경화를 막는 마늘

혈액 속에 LDL(low density lipoprotein) 콜레스테롤이 늘어나는 것과 이 콜레스테롤이 산화되는 게 동맥경화에 가장 나쁜 영향을 끼친다. LDL은 활성산소에 의해서 매우 산화되기 쉽다. LDL 콜레스테롤이 산화되면 점성이 높아져 혈관에 달라붙는 성질이 높아진다. 그러면 동맥의 혈관기능장애가 더 빨리 일어나 동맥경화를 일으킨다. 따라서 동맥경화의 예방을 위해 마늘을 꾸준히 먹어서 LDL의 산화를 막고 동맥의 내피세포가 손상 되는것을 막아야 한다.

▶ 활성산소 생성과 각종 질병의 발생

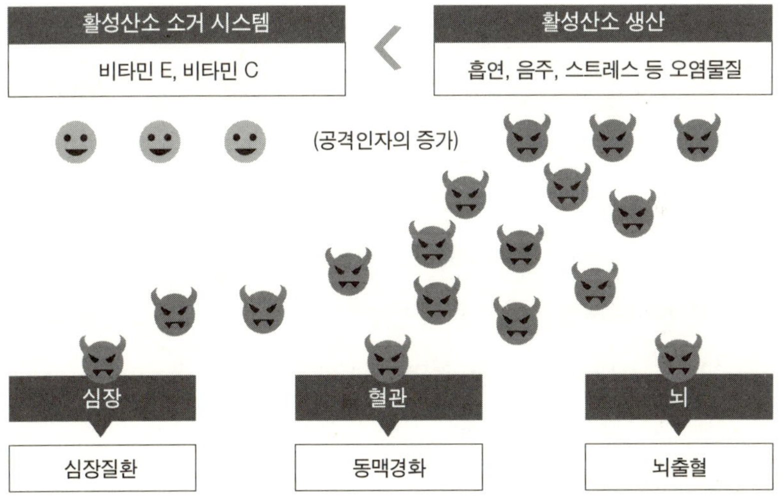

고지혈증

　40~50대 독자라면 고지혈증이라는 말도 동맥경화 못지않게 익숙할 것이다. 이것 때문에 병원에서 약처방을 받고 있는 사람도 있을 테니까. 그런데 고지혈증이 어떤 뜻인지 자세하게 알고 있는가? 자~! '믿거나 말거나 김선생의 한자교실' 시간을 가져보자.

고지혈증(高脂血症) : 높을 고(高) + 기름 지(脂) + 피 혈(血) + 증세 증(症)

한마디로 풀어 보면 '피에 기름 성분이 많은 증세'이다. 혈액 속에 기름성분이 많아 피가 끈적끈적해지고 불순물도 많이 생겨 혈관 내벽에 찌꺼기가 잔뜩 붙어가는 모습을 상상할 수 있을까? 혈관이 마치 오래 된 수도관처럼 녹이 잔뜩 끼어 물이 흐를 수 없는 것처럼 생겼으니 병이 생길 수밖에…. 믿거나 말거나지만 고지혈증의 성질이 이렇다고 이해하고 넘어가자.

　앞서 한자로 쉽게 풀어 봤으니 이제는 약간 전문적인 수준의 이야기를 해보자. 고지혈증은 혈액 내 기름 성분이 많은 상태를 말한다. 혈액 검사를 할 때, 대체로 총콜레스테롤이 240mg/dl 이상이거나, 중성지방이 200mg/dl 이상인 경우를 고지혈증이라 한다.

　원래 콜레스테롤은 건강한 사람에게도 있는 기름성분이다. 많은 사람들이 콜레스테롤이 높으면 질병에 걸린다는 이야기를 들어서인지 이를 나쁜 것으로만 안다. 하지만 이는 사실과 다르다. 몸에 좋은 콜레스테롤도 있기 때문이다.

콜레스테롤은 혈관 안에서 생기는 작은 구멍을 막는 역할을 한다. 콜레스테롤은 수용성인 지단백(lipoprotein)과 결합을 해서 신체의 각 부위로 운반된다. 이 지단백은 크기와 밀도에 따라서 몇 가지로 나뉘는데, 크기는 크지만 밀도가 낮은 저밀도 지단백(low density lipoprotein, LDL), 크기는 작지만 밀도가 높은 고밀도 지단백(high density lipoprotein, HDL), 그리고 매우 밀도가 낮은 초저밀도 지단백(very low density lipoprotein, VLDL)으로 나뉜다.

그런데 LDL에 포함된 콜레스테롤은 질이 낮아 구멍을 매끈하게 막지 못하고 혈관 벽에 찌꺼기를 덕지덕지 붙게 한다. 이것을 플라크(plaque)라고 말하는데, 혈관 내부 공간으로 솟아오른 플라크는 혈액의 흐름을 방해한다. 솟아오른 플라크에 다른 불순물이 걸리면 크기가 계속 커지고, 혈관내벽이 좁아져 혈관의 탄력성이 떨어지게 되면 고혈압이 된다. 또 혈관내벽에 붙어 있던 혈전 플라크가 떨어져 나가 실핏줄을 막아서 핏줄이 터지면 뇌졸중이나 심근경색을 일으키게 된다. 관상동맥의 일부가 막혀 심근의 모세혈관에 혈액이 제대로 공급되지 못하면 협심증과 심근경색에 걸리게 되는 것이다. 이 모든 질병들이 혈관건강이 약해지면서 생긴다.

혈관 속에 이물질이 가득 쌓인다고 생각하면 끔찍하지 않은가? 그런데 고밀도 콜레스테롤 HDL은 동맥경화의 위험을 감소시킨다. HDL은 좋은 콜레스테롤로 구성되어 혈관 내벽에 쌓이는 플라크(plaque)가 형성되는 것을 막기 때문에 동맥경화의 위험을 감소시킨다. 혈액 속에 있던 콜레스테롤을 간으로 운반시켜 분해하기 때문이다.

이처럼 LDL 콜레스테롤은 동맥경화증 같은 혈관계질환을 일으킬 가능성이 있기 때문에 동맥경화의 위험인자(risk factor)라고 부른다. 바람직한 혈중 콜레스테롤 수치는 아래 표와 그림을 참고하자.

▶ 혈중 콜레스테롤 함량

	총 콜레스테롤	LDL 콜레스테롤	HDL 콜레스테롤
바람직함(mg/dl)	200 이하	130 이하	45 이상
경계(mg/dl)	200~240	130~160	35~45
높음(mg/dl)	240 이상	160 이상	35 이하

▶ 콜레스테롤 축적 과정

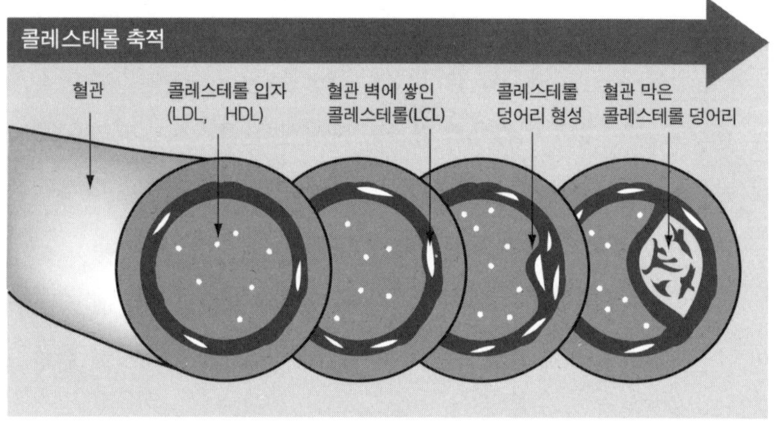

마늘이 혈관계질환의 원인이 되는 혈중 콜레스테롤과 중성지질의 농도를 감소시킨다는 사실은 수많은 실험을 통해 일관되게 증명되었다. 1975년 이후 2002년까지 세계에서 곳곳에서 실시된 마늘임상실험 연구결과를 보면, 사람이 마늘분말을 4~16주간 먹으면 LDL 콜레스테

롤 수치가 11~26% 낮아진다는 사실을 확인할 수 있다.

뉴욕 의과대학에서 실시한 실험에 의하면, 콜레스테롤 수치가 높은 사람(200mg/dl 이상)에게 하루에 1쪽 내지 1쪽 반의 마늘을 2개월간 먹도록 한 결과 콜레스테롤 수치가 9% 감소했다고 한다. 영국 옥스퍼드 대학에서도 마늘 분말(600~900mg)을 매일 1~3개월 복용한 결과 중성지질의 양이 줄어들었고 콜레스테롤은 8% 정도 낮아졌다는 결과가 있다.

결국 마늘만 꾸준히 먹어도 혈관질환 개선 효과를 볼 수 있다. 마늘에는 영양물질이 많은 대신 콜레스테롤이 없고, 간에서 콜레스테롤이 합성되지 않도록 작용한다. 또 마늘은 간에서 지방을 만드는 효소활동을 막아 혈중 콜레스테롤 농도까지 낮춘다. 더욱이 마늘은 다른 음식물을 먹어 몸에 들어온 콜레스테롤까지도 배설시켜 주는 효과가 있다. 그렇기 때문에 고기를 구워 먹을 때, 마늘을 함께 먹는 것이 건강을 생각할 때 훨씬 좋다.

혈관을 깨끗이 하는 마늘의 작용

혈관이 막히는 것은 혈소판의 특성 때문이다. 혈액 내에 있는 혈소판은 공기에 닿으면 굳는 성질이 있다. 피부에 상처가 생겨서 피가 나면 혈소판의 이런 성질 때문에 오래지 않아 굳어 버린다. 즉, 상처 부위에 있던 혈소판이 활성화되고 그 주위로 다른 혈소판이 엉겨 붙으면서 혈액이 굳는 것이다.

그런데 혈소판 응집이 혈관 안에서 지나치게 많이 일어나면 혈전이 되고, 나아가 혈전이 혈관내벽에 붙어 혈관 안의 공간이 좁아져 혈액의 흐름을 방해한다. 혈소판의 이런 성질은 혈액의 손실을 막아 생명을 보호하기도 하지만 건강을 해치기도 한다. 그런데 다행스럽게도 혈관 안에서 혈소판이 굳는 것을 막는 음식이 있다. 정어리와 고등어에 많이 함유되어 있는 생선기름 오메가3 지방이 이런 작용을 하는 대표적인 식품이다. 마늘도 이런 현상을 방지한다. 마늘에는 아조엔이라는 성분이 있는데, 바로 이것이 혈소판이 혈관 안에서 굳는 것을 막아준다.

▶ 혈액 응고 과정

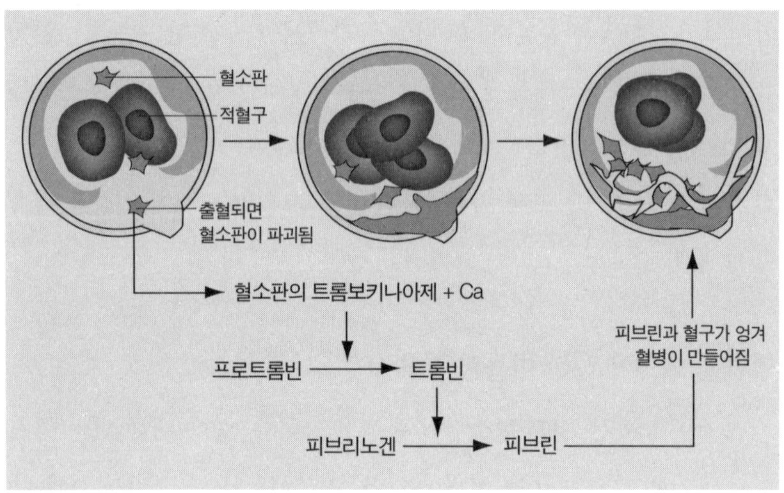

마늘과 약

마늘은 혈전 용해작용이 있기 때문에 큰 수술을 앞두고 있는 사람이라면 마늘 먹는 것을 조심해야 한다. 왜냐하면 마늘은 혈액이 굳는 것을 막기 때문에 지혈이 평소처럼 되지 않을 수도 있기 때문이다.

예전에 KBS 프로그램 〈위기탈출 넘버원〉에서 지방흡입 수술을 받고 사망한 여자 이야기가 나왔다. 이런 이야기는 대체로 수술과정에서 실수가 있어 환자가 죽었다는 내용이 많은데, 그때 원인으로 밝혀진 것은 엉뚱하게도 마늘이었다.

마늘에 대한 지식을 갖춘 독자가 이 프로그램을 봤다면 엉뚱하다고 생각지 않을 것이다. 이미 마늘에는 혈액응고를 막는 성분이 들어있다는 사실을 알 테니까. 하지만 많은 사람들이 의외라는 반응을 보였다. 그만큼 마늘은 익숙한 것에 비해서 알려진 것이 별로 없는 식품이다.

독자 중에는 지금 혹시 혈액이 굳는 것을 막는 약을 처방받고 있다면 어떻게 해야 할까? 아스피린, 와르파린, 헤파린 등의 혈액응고 방지제나 항혈전제를 복용하는 환자라면 마늘을 먹는 것에 주의해야 한다. 이런 약은 마늘과 함께 먹으면 그 약효가 더 세지기 때문이다.

고혈압을 치유하는 마늘

고혈압은 우리나라 사람들의 동맥경화증을 발생시키는 주요 위험요인이다. 비록 고혈압 증상이 가볍다고 하더라도 고혈압이 오랫동안 지속되면 혈관 안쪽 면에 손상이 일어나고, 손상된 내막에는 서서히 기름 성분이 끼면서 혈액이 흐르는 공간이 점점 줄어든다.

고혈압은 혈압이 올라가서 내려가지 않는 상태를 말한다. 세계 보건기구(WHO)에서 정한 정상혈압을 보면 수축기혈압 120mmHg 미만, 확장기혈압 80mmHg 미만을 말하는데, 수축기 150mmHg, 확장기

고혈압(高血壓) : 높을 고(高) + 피 혈(血) + 누를 압(壓)

한마디로 풀어 보면 '피를 누르는 압이 높다'는 뜻이다. 피를 혈관을 통해 신체기관으로 보내는 데 힘이 많이 드니까 병이 생길 수밖에….

90mmHg이상이면 고혈압이라고 한다. 심한 환자의 경우 300mmHg에 가까운 경우도 있다.

혈압은 원래 사람이 움직이는 활동상태에 따라서 오르락내리락한다. 하지만 혈압이 항상 높은 상태에 있을 경우 문제가 된다. 심장에서 혈액을 신체기관에 보내기 위해서는 큰 압력이 필요한데, 그 힘을 혈압이라고 한다. 항상 많은 힘이 필요하다면 문제가 된다.

젊을 때는 혈관에 탄력이 있고 유연하기 때문에 약간 혈압이 높아도 혈관에 상처가 나지 않는다. 하지만 나이가 들어 동맥경화에 걸리면 혈관의 탄력성이 떨어져서 압력이 높아지고 그 결과 혈관이 터질 수 있다.

이렇게 혈관이 건강하지 못하면 혈관이 굳어 뇌의 모세혈관이 터져 출혈이 일어난다. 이것이 바로 뇌출혈이다. 또 심장의 영양을 공급해주는 혈관도 굳어져, 심장도 혈액이 제대로 공급되지 않아 근육이 죽어 버린다. 이것이 심근경색이다. 보는 것처럼 혈관건강과 질병은 매우 밀접한 관계에 있다.

고혈압은 주로 동맥경화에 의해 유발된다. 이와 같이 고혈압으로 동맥경화증에 걸릴 위험이 높아지면, 죽상경화증, 고지혈증 등의 합병증이 연달아 일어나기 때문에 매우 위험하다.

그런데 혈압을 내리는 데 마늘이 매우 좋다. 혈압과 관련된 몇 가지 연구 결과를 소개하면, 마늘 오일을 0.6~1.2g 매일 먹으면 1주일 이내에 먹기 전보다 수축기 혈압이 20mmHg 정도 떨어진다. 사람마다 체질이 다르지만 대략 40% 정도의 사람이 비슷한 효과를 봤다.

독일의 아우어 박사는 가벼운 고혈압환자 47명에게 건조마늘을 매일 0.6g씩 먹도록 했다. 그런데 8주 후에 확장기 혈압이 102mmHg에서 91mmHg로 낮아졌고, 12주 후에는 89mmHg로 약 9% 낮아졌다는 임상 실험 결과를 보고했다.

콜레스테롤이 매우 높은 환자도 마늘을 먹으면 좋다. 마늘이 지질대사를 좋게 해서 콜레스테롤 수치를 낮추고 혈압을 낮춘다. 또 혈관을 확장시켜 혈액의 흐름을 원활히 하고 혈압을 낮춘다. 또 심장의 수축 폭을 늘리고 수축운동을 느리게 해서 심장의 말초혈관과 심장혈관을 확장해 준다.

마늘이 몸속에서 이런 효과가 있는 것은 알리신과 S-알릴시스테인 성분 때문이다. 알리신은 혈관을 확장시키는 작용을 하고 혈관 안쪽 면에 있는 세포가 이완하도록 한다. 혈관의 긴장을 풀어주는 것이다.

당뇨병을 치유하는 마늘

'달려라 달려 로보트야~ 날아라 날아 태권V~' 갑자기 노래를 불러 황당하겠지만 이 노래는 태권V 주제가이다. 정의를 수호하고 악당을 물리치는 태권V! 태권V가 임무 수행을 제대로 하려면 어떻게 해야 할까? 당연한 말이지만, 연료를 충분히 공급받아야 한다.

그런데 연료 공급이 충분해도 절반을 밖으로 그냥 흘려보낸다면 태권V가 힘차게 움직일 수 있을까? 아마 날아오르는 것은 고사하고 힘이 부족해서 발차기도 제대로 하지 못할 것이다. 이런 태권V의 모습은 상상하기 싫다만, 이런 태권V를 뭐라고 하면 될까? 정답은 당뇨병에 걸린 태권V이다.

당뇨병(糖尿病): 달 당(糖) + 오줌 뇨(尿) + 병 병(病)
당뇨병은 '소변에 당이 있다'는 뜻이다. 우리 몸은 포도당을 에너지로 사용한다. 그런데 몸에서 연료인 포도당을 제대로 활용하지 못하고, 소변으로 흘려버리는 것이니 병이 생길 수밖에….

위의 한자 교실에서 알아 본 것처럼 당뇨란 소변에서 포도당이 나온다는 데서 그 이름이 유래된 병이다. 우리 몸은 포도당을 에너지로 사용하는데 그걸 제대로 하지 못하는 것이다. 췌장에서 만들어지는 인슐린이 부족하거나 혹은 분비되는 인슐린이 체내에서 적절하게 쓰이지 못해서 생기는 고혈당증이기도 하다.

하지만 안타깝게도 우리 몸에는 포도당을 재활용하는 시스템은 없다. 포도당이라는 에너지원이 혈액에 가득 있어도 사용하지 못하니 얼마나 답답한가? 이것은 추운 겨울 휘발유는 가득 갖고 있는데, 성냥이 없어서 추위에 벌벌 떨고 있는 것과 같다. 포도당은 재흡수가 아니라 혈관 속에서 가득 고여 있다가 소변으로 빠져 나간다.

포도당은 우리가 먹는 밥·빵·감자 등 탄수화물에 들어 있는 기본 성분이다. 우리가 음식을 먹으면 탄수화물·지방·단백질은 소화기관을 통해 몸 안에 흡수된 후, 포도당·지방산·아미노산 등의 형태로 소화된 다음 혈액으로 흡수되어 각 조직에 공급된다. 이렇게 공급된 포도당을 세포에서 에너지로 사용하는데, 포도당을 쓰려면 각 세포에서 인슐린이 필요하다.

그런데 몸에 인슐린이 부족하면 세포에서 포도당 이용을 제대로 할 수 없다. 혈중 포도당 농도가 200mg/dl 이상이거나 8시간 공복 후 혈당이 126mg/dl 이상인 경우는 당뇨환자라고 할 수 있다.

당뇨병의 치료방법으로 식사요법, 약물요법, 운동요법이 있다. 이중 식사요법은 당뇨관리에 가장 기본적이고 중요한 치료법이다. 하지만 단순히 이것 하나 만으로 효과를 보긴 어렵고 운동 등의 요법을 함께 실시하는 것이 좋다. 그런데 당뇨병엔 마늘을 먹는 것이 효과가 좋다.

마늘 오일이나 분말을 오랜 기간 먹으면 혈당이 떨어진다. 마늘오일은 매일 8.2mg(티스푼으로 $3\frac{1}{2}$ 숟갈 분량), 마늘분말은 800mg(티스푼 $\frac{1}{2}$ 숟갈 분량)을 4주 이상 꾸준히 먹으면 혈당이 낮아지는 현상을 직접 경험할 수 있다. 당뇨에 걸린 쥐, 생쥐, 토끼 등 여러 동물에 마늘을 지속적으로 먹이면 혈당이 떨어지는 현상을 관찰할 수 있다.

마늘을 먹으면 혈당이 떨어지는 이유는 마늘의 알리신이 체내의 비타민 B_6와 결합해서 췌장의 세포기능을 활성화시키기 때문이다. 이렇게 되면 인슐린 분비가 원활해져서 포도당의 사용이 늘어난다. 또 알리신이 비타민 B_1과 결합하면 일반 비타민 B_1보다 포도당 사용을 더 많이 사용하게 된다.

또 마늘과 함께 비타민 C를 복용하면 혈당 저하 효과가 더 커진다. 앞서 살펴 본 것처럼 마늘은 인슐린 분비가 원활해지도록 하고, 비타민 C는 인슐린이 정상적으로 작동하게 해주기 때문이다.

혈당이 지나치게 높으면 인슐린과 당이 만나 산화현상(글라이케이션 *glycation* 현상)이 일어난다. 그렇게 되면 인슐린이 정상적인 역할을 할 수 없기 때문에 몸에 몹시 안 좋은 영향을 끼친다. 그런데 비타민 C는 수용성으로 혈액 안에서 항산화제 역할을 하기 때문에 인슐린이 정상적으로 작용하도록 한다. 따라서 인슐린 주사를 주기적으로 맞아야 하는 당뇨환자는 비타민 C와 마늘을 함께 먹으면 혈당을 줄여주는 효과를 볼 수 있다.

혈당치가 200~300mg/dl인 사람에게 매일 마늘 2~3 쪽과 비타민 C 1g을 함께 먹게 했다. 그 결과 혈당치가 크게 좋아 졌다. 따라서 당뇨병을 컨트롤하려면 기본적인 식이요법과 운동요법을 하면서 마늘과 비타민 C를 함께 먹는 것이 좋다.

간 질환을 치유하는 마늘

깜짝 퀴즈~! 예전에 수업을 하다가 말고 갑자기 퀴즈를 냈던 적이 있다. 우리 몸에서 가장 큰 장기는 무엇일까? 이렇게 물었더니 머리가 바위만한 학생이 자신 있게 대답했다. "위요!!!" 그 친구는 음식을 그만큼 많이 먹나보다. 어쨌든 같은 퀴즈를 한번 독자에게도 내보겠다. 답이 무엇일까? 답은 간!

간은 몸속에서 가장 커다란 장기로 몸에서 일어나는 각종 대사작용에 필요한 성분을 만드는 역할을 맡고 있다. 그렇기 때문에 유독 중요하다. 대부분의 영양소가 간을 거쳐 저장되거나 또는 다른 조직으로 간다.

예컨대 담즙을 만들어 지방의 소화를 원활하게 한다거나 약물의 흡수나 독소를 해독하는 일을 한다. 그래서 간은 우리 몸에 꼭 필요한 기능을 수행하는 거대한 화학공장이라고도 불린다.

간에서 이루어지는 생화학 반응에 의해 혈액성분을 일정하게 유지하며, 간의 영양공급에 따라 신체조직은 생명활동을 유지하게 된다. 따라서 간의 기능에 이상이 생기면 생체의 모든 장기에 영향을 주므로 간을 보호하는 것이 건강 유지에 최우선순위가 되어야 한다.

우리 몸은 여러 장기로 이루어져 있고, 그 중에 필요 없다고 잘라 말할 수 있는 장기는 단 하나도 없다. 그런데 방금 살펴본 것처럼 간은 나머지 기관에 꼭 필요한 역할을 많이 하기 때문에 장기 중에서도 상당히 중요하다.

간이 중요한 것을 알겠는데, 마늘과 간은 어떤 관계가 있을까? 마늘이 강장 효과가 있다는 것은 대부분의 사람들에게 잘 알려져 있다. 그러나 마늘이 간기능을 활발하게 하고, 쇠약해진 간기능을 회복시킨다는 것은 널리 알려져 있지 않다. 생마늘에 포함된 알리신이 간세포의 기능을 활성화시켜 주고, 마늘의 알리티아민은 신진대사를 활발히 하게 하므로 간기능 활성화에 좋은 역할을 한다.

특히 비타민 B군은 몸속에 있는 효소를 구성하는 성분이고 간에서 각종 대사에 중요한 작용을 하므로 충분히 공급해 주어야 한다. 그런데 마늘에는 활성 비타민 B_1인 알리티아민이 풍부하기 때문에 간기능을 활성화시켜 준다.

비타민을 먹어야 한다는 말을 한번쯤은 들어봤을 것이다. 그런데 신경 써서 먹지도 않았고, 그래도 별로 아쉬울 게 없다고 느낀 사람도 많을 것이다. 하지만 비타민을 먹는 것은 정말 중요하다.

앞에서 비타민 B_1이 나왔으니까 그 역할을 한번 자세하게 알아보자. 비타민 B_1은 체내에서 탄수화물 대사과정에 필요한 효소에 매우 중요한 역할을 한다. 이 효소는 포도당이 연소되어 이산화탄소와 물로 되면서 에너지를 발생시키는 일련의 포도당 대사 과정에서 꼭 필요한 효소이다. 따라서 비타민 B_1이 체내에 부족하면 에너지 발생이 원활하지 않아 우리가 활동하는데 필요한 에너지는 물론 생체 내에서 필요한 에너지조차 공급하기 어려워 쉽게 피곤함을 느끼게 된다.

비타민 B_1이 결핍되면 당질대사가 진행되지 않아서 포도당 중간 대사물질이 혈액과 조직 내에 축적되어 식욕감퇴 피로 · 체중감소 · 정신불안 등의 증세가 나타난다.

독소를 청소하는 간

우리 몸에 독소나 유해한 물질이 들어오면 간에서는 이들 물질을 해독시켜 체외로 배출시킨다. 간에 들어오는 유해물질이 증가하면 많은 양의 글루타티온을 잃어버려 독소 처리능력이 줄어든다. 그러면 독소와 간세포의 고분자화합물이 결합하여 간 장해를 유발하게 된다.

그런데 마늘이 간의 해독기능을 보충해준다. 마늘의 디알릴디설파이드, S-알릴시스테인 등이 발암물질의 대사활성화에 관여하고 있는 효소(시토크롬 P4502E1)의 작용을 막고 독소제거 효소를 활성화시켜 간을 보호한다.

간에 대해 아는 사람은 GPT와 GOT라는 것을 들어 보았을 것이다. GPT와 GOT는 간세포 내에 있는 효소의 일종으로서 간세포가 손상되면 혈중으로 흘러나와 혈중 농도가 올라간다.

이 효소들의 수치를 측정하면 간세포가 얼마나 손상되었는지를 알 수 있다. 간에 해를 끼치는 약물을 복용하거나 간염에 걸리게 되면 그 수치가 올라간다.

GPT는 거의 대부분 간에만 존재하고 정상범위는 5~35 U/L이다. GOT는 간뿐만 아니라 심장, 근육 등에도 광범위하게 분포하므로 GPT보다는 간기능을 나타내는 정확도가 떨어진다. 하지만 GPT와 GOP의 비율을 비교하여 간질환뿐만 아니라 심장이나 근육 등 다른 부위에 질환이 있는지 알 수 있다. 정상범위는 8~40 U/L이다.

간에 해를 끼치는 약물을 먹으면 GOT수치가 높아지나, 마늘의 복용은 GOT 수치의 상승을 방지하여 간 보호작용을 발휘하게 된다.

곰팡이 독소, 특히 아플라톡신(Aflatoxin)은 간암을 일으키는 강력한 발암물질인데, 동물에 아플라톡신을 투여하면 간에 손상을 일으키거나 간암이 유발된다. 그런데 마늘은 아플라톡신 생성을 억제해서 간암을 효과적으로 예방하는 작용을 한다.

간기능이 떨어질 때 나타나는 증상

　간기능에 대해 알아보기 전에 물질대사(物質代謝)라는 말을 한번 알아보자. 이 말이 지금까지 여러 번 나왔는데 '이게 뭐지?'라며 궁금해한 독자들이 있을 것이다. 앞으로도 많이 나올 것이니까 간단하게 한번 알아보고 넘어가자.

물질대사(物質代謝) : 만물 물(物) + 바탕 질(質) + 대신할 대(代) + 감사할 사(謝)

살아 있는 생명체라면 목숨을 이어가기 위해 필요한 물질을 흡수해서 에너지로 써야 한다. 이것은 동물식물 모두에게 해당되는 말이다. 하지만 생존에 필요한 에너지 물질이 쓰기 편한 상태로 존재하는 것이 아니기 때문에 그걸 먹어서 몸에 필요한 형태로 변형시켜야 한다. 그러다 보니 일반 물질(物質)이라도 변형시켜 활용할 수 있다면, 필요한 형태가 아니더라도 자연스럽게 대신해서(代) 감사하는 마음(謝)이 들게 된다는 믿거나 이야기가….

지금까지 이해를 돕기 위해 지어낸 〈믿거나 말거나〉 교실 중에서 이번 이야기가 가장 허접하고 억지스러운 것 같다. 정리하자면 대사는 몸에 필요한 물질을 분해하거나 합성하는 과정을 말한다.

　간은 생명유지에 필요한 에너지 대사나 독성물질 및 단백질, 당분, 지방, 호르몬, 비타민, 알코올 등의 대사를 모두 맡아서 처리한다. 이런 이유 때문에 앞에서 간이 유독 중요한 신체기관이라고 말한 것이다. 아마 그 속뜻을 이제는 이해할 것이다.

　이렇게 다양한 역할을 하는 간장이 약해지면 쉽게 피로해지고 전신이 나른해지며, 집중력이 떨어진다. 간기능이 저하되면 에너지를 만들어 내는 것에 장애가 생길 뿐만 아니라 에너지원인 지방과 당을 제대로 저장할 수 없다. 또 단백질합성을 정상적으로 할 수 없기 때문에 저하된 체력은 더더욱 회복되지 않는다.

더구나 정신적 피로가 쌓이면 체내의 물리·화학적 변화로 대뇌 흥분 중추의 기능의 떨어져서 정신적으로도 나쁜 영향을 받는다. 그래서 정신적 피로가 쌓이면 머리가 무겁고 기분도 나빠지고 집중도 안 되고 초조해진다. 또 피로가 쌓이면 뇌의 기능이 떨어져 정상적인 판단을 할 수 없고, 감정조절이 안되어 화를 잘 내고 불안·초조해지며 욕구불만이 되기 쉽다.

마늘에는 디알릴 디설파이드(Diallyl Disulfide)라는 성분이 들어 있는데, 이 성분이 해독에 필요한 효소를 크게 증가시키고 손상된 간기능을 회복 시킨다.

위장병을 치유하는 마늘

마늘하면 매운맛과 강한 자극이 떠오른다. 그래서 마늘은 위궤양이나 위염을 일으킨다고 생각하기 쉽다. 사실 부분적으로는 맞는 말이다. 마늘을 지나치게 많이 먹어 위산이 필요 이상으로 분비되면 오히려 위점막을 손상시켜 위궤양이 된다. 그러나 일본의 나가이 카즈지(永井勝次) 박사에 의하면, 마늘에 위궤양을 치료하는 효과가 있다고 한다.

마늘은 위액의 분비를 촉진시켜 소화를 도와주는 작용이 있다. 15일

전부터 마늘을 먹인 쥐와 먹이지 않은 쥐, 두 그룹으로 나눠 위궤양관련 실험을 했다. 그런데 마늘을 먹이지 않은 그룹에서는 위궤양이 나타났지만 마늘을 먹인 그룹의 쥐는 위궤양에 걸리지 않았다. 또 궤양을 유발시킨 쥐에 마늘을 주면 주지 않은 그룹에 비하여 궤양이 빨리 치료되었다. 마늘이 위염·위궤양에 효과가 있는 것이다.

위궤양은 대부분의 경우 스트레스 때문에 생긴다. 그런데 마늘은 신경의 흥분을 억제시켜 안정시키는 작용이 있기 때문에, 오히려 위점막을 보호한다. 또, 마늘에는 이눌린이라는 끈적끈적한 물질이 존재하여 위점막을 감싸 위산으로부터 위를 보호해준다. 마늘은 현재 위암과 위궤양을 일으키는 주범으로 지목된 헬리코박터 파이로리균(Helicobacter Pylori)을 억제한다.

물론 마늘을 먹으면 위가 헐거나, 위가 아프다고 하는 사람이 있다. 하지만 그것은 지나치게 많이 먹었기 때문이다. 마늘을 많이 먹으면 위에 상처가 나서 역효과를 낸다. 마늘처럼 살균력이 강한 식품을 많이 먹으면 당연히 속에 탈이 나기 쉽다. 그러나 마늘도 적당한 양을 먹는다면 위를 보호하는 훌륭한 음식이 된다.

마늘은 옛말 맹랄(猛辣)에서 유래된 말이다. 사나울 맹(猛)에 매울 랄(辣)의 결합이니 '사나울 정도로 매운 음식' 이란 뜻이다. 이런 이름에서도 알 수 있듯이 매우 자극적이므로 건강에 좋은 성질이 있다고 해서 한꺼번에 많이 먹어서는 안 된다. 마늘보다 순한 음식이더라도 한번에 많이 먹으면 탈이 나게 되어 있다.

마늘이 가지는 여러 생리작용 중에서 비교적 다른 기능에 비해 지금까지 덜 주목받은 기능이 있는데 바로 장을 깨끗하게 하는 작용이다. 마늘은 내장의 근육을 활성화하고 장내세균인 비피더스균을 늘리는 역할을 한다. 이때 비피더스균이 생성한 젖산과 초산은 장관벽을 자극해서 연동운동을 활발하게 해주므로 대변을 쉽게 배출하도록 해준다. 이런 작용은 마늘에 프락토올리고당이 들어 있기 때문이다.

요즘 들어 변비로 고민하는 여성과 고교생들이 매우 많아졌다. 식습관의 서구화로 패스트푸드를 먹는 사람들이 늘어난 반면, 잡곡ㆍ채소ㆍ해조류 등 식이섬유가 풍부한 식품은 많이 먹지 않기 때문이다. 더구나 불규칙한 생활습관과 스트레스 때문에 변비로 고생하는 사람들은 늘어나고 있는 추세이다.

변비는 단순히 변을 내보내지 못하는 것뿐만 아니라, 아랫배가 불러 불쾌감을 일으키고, 정서적으로 불안하게 한다. 또 체중도 늘어나고, 피부가 나빠지는 등의 일상생활에서 여러 가지로 불편함을 일으킨다. 변비가 정말 안 좋은 이유는 노폐물을 적절하게 배출하지 못하기 때문에 암을 유발하는 물질이 장내에 오래 있기 때문이다. 그러면 자연스럽게 대장암을 비롯해서 여러 가지 암에 걸릴 확률도 높아진다.

변비로 고민하는 사람에게 마늘을 먹게 하면, 마늘의 알리신 성분이 장의 운동(연동운동)을 활발하게 해서, 변비가 해결된다. 그러면 더 이상 화장실 가는 것이 두렵지 않게 된다. 변비가 생기면 피부가 생기가 없어지고, 기미, 주근깨, 잔 주름 등이 생겨 미용에 신경쓰는 사람들에게 스트레스를 준다. 그런데 마늘을 먹으면 많은 여성들의 변비로 인한 피부 고민을 해결할 수 있다.

　　그러나 공복일 때는 생마늘을 먹으면 안 된다. 위 점막을 자극해서 위에 통증을 유발할 수 있기 때문이다. 또 장에도 너무 센 자극을 주면 오히려 장의 연동운동이 느슨해져 배변이 제대로 이루어지지 않는다. 따라서 마늘은 올바르게 섭취해야 한다. 변비를 위한 것이라면 매일 식사할 때 익힌 마늘 한쪽씩 먹는 것으로도 충분하다.

감기 · 무좀 · 피부병에 좋은 마늘

감기

　　환절기와 겨울철에는 감기로 고생하는 사람이 많다. 감기를 일으키는 인플루엔자 바이러스는 겨울철의 실내 환경에서 쉽게 번식한다. 여름 감기도 마찬가지다. 오뉴월 감기는 개도 안 걸린다는 속담도 있지만 요즘은 여름철에도 감기환자가 흔하다. 과거와는 달리 일반 가정에도 에어컨이 있어 방은 시원하지만 실외는 더운 것처럼 안과 밖의 온도 차가 많이 나기 때문에 건강 상태가 나빠지기 쉽다. 게다가 몸의 면역력도 약해져 여름에도 감기에 걸린다.

　　감기에 걸리면 기침, 재채기, 콧물, 목의 통증, 투통, 발열, 설사 등의 증상으로 고생한다. 감기쯤이야 하고 방심하면 안 된다. 가능하면 감기는 빨리 치유해야 한다. 감기는 만병의 근원이라는 말이 있지 않은가.

　　마늘은 면역력을 높이고 자연치유력을 향상시킨다. 바이러스를 죽이는 마늘의 기능이 최근에 자세하게 보고 되었는데, 마늘은 감기 바이러스를 죽이고 그 기능을 현저히 약하게 한다. 심지어 마늘의 알리신,

디알릴디설파이드, 아조엔 등의 성분이 인간 면역결핍 바이러스 HIV에도 효과가 있는 것으로 알려졌다.

그러므로 마늘을 늘 먹으면 바이러스가 가까이 하기 싫은 사람이 된다. 감염되더라도 마늘성분이 곧 이것을 공격하기 때문에 쉽게 감기에 걸리지도 않고 치료가 빨라진다.

마늘은 감기에 걸린 후에는 치료에 한계가 있지만 예방효과는 뛰어나다. 또 마늘은 심한 재채기나 기침 등을 동반하는 알레르기성 비염이나 천식·기관지염 등의 호흡기계 질환에도 좋다. 감기를 예방하기 위해 필요한 양은 하루에 익힌 마늘 2~3쪽 정도면 된다. 매일 음식에 넣어 평소에 먹으면 맛있는 음식을 먹으면서 감기까지 예방하게 되므로 일석이조라 하겠다.

2007년 5월에 열린 건강보험심사 통계지표에 따르면, 2007년 1분기에 국민 4명당 1명 이상이 감기로 병원을 찾았다. 감기 환자는 총 1296만 2000명으로 2133만 3000건이었고 1인당 진료비는 30,433원이었다. 감기 때문에 들어가는 의료비 외에 근무하지 않게 돼서 발생하는 사회경제적인 손실비용까지 포함하면 손실은 막대하다고 할 수 있다. 이런 경제적 손실을 따지지 않더라도 평소에 마늘을 먹고 감기를 예방하는 것은 개인 건강을 위해서라도 바람직하다.

무좀·피부병

마늘에는 강력한 항균·살균작용이 있다는 것은 잘 알려져 있다. 무좀약을 발명하면 노벨상감이라고 말할 정도로 무좀에는 특효약이 없다. 그러나 마늘에는 무좀균을 죽이는 강력한 항균력이 있다.

친정아버지는 마늘을 매우 좋아하셨다. 평소에도 식사 때면 생마늘을 즐겨 드셨다. 또 피부병이 생기면 마늘즙을 만들어서 피부에 바르곤 했는데, 주위에 아픈 사람이 생기면 마늘즙을 만들어서 치료하셨다. 정말 그 어떤 피부약보다 잘 들었다.

드라마에서 옛날 60년대를 묘사한 장면을 본 적 있는가? 그런 장면을 보면 얼굴에는 때가 꼬질꼬질하게 끼었고 머리에 동그란 구멍이 난 어린이의 모습을 볼 수 있다. 요즘 젊은이들은 아마 잘 모를 텐데, 1960년대에는 기계충이라 불렸던 이 질병을 앓았던 사람이 많았다.

그런데 마늘즙은 이 피부병에도 효과가 있었을 뿐만 아니라 발가락의 무좀에도 치료효과가 있다. 지금 생각하면 아버지가 피부병에 마늘이 좋다는 사실을 어떻게 아셨는지 모르겠다.

백선(白癬: 사상균으로 인한 전염성 피부 질환. 쇠버짐), 홍색습진(완선: 피부병의 하나. 둥글고 불그스름하며 헌데가 생기고 몹시 가려움. 사타구니나 둔부에 주로생김) 등의 피부병에는 먹는 것보다 마늘을 바르는 것이 효과적이다.

마늘즙을 환부에 직접 혹은 거즈에 발라 붙인다. 이것을 하루에 한번 하는데, 마늘즙의 작용은 강하기 때문에 얼얼하거나 아프거나 하면 곧 떼어내고 씻어야 한다. 피부가 약한 사람은 물에 희석하여 바른다. 희석해도 피부에 염증이 생기거나 아프면 사용을 중단해야 한다. 초마늘도 무좀에는 매우 효과적이다. 또 마늘 목욕도 느긋하게 계속하면 효과가 있기 때문에 바르는 것이 맞지 않을 경우 목욕을 해보는 것도 좋다.

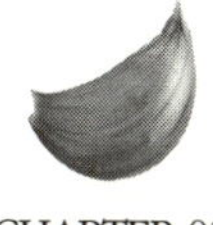

마늘을 아시나요?

마늘을 맵다고만 생각하는 사람은 마늘을 전혀 모르는
사람이다. 원래 마늘은 전혀 맵지 않다.
마늘 관련해서 제대로 알려지지 않은 사실이 많이 있는데,
하나 하나 알아가는 과정도 재미있을 것이다.

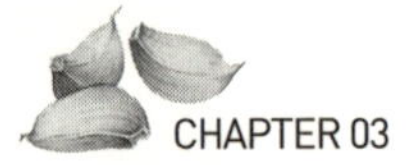

마늘을 아시나요?

우리나라 사람들이 마늘을 유별나게 많이 먹긴 하지만 마늘은 세계 곳곳의 사람들이 즐기는 음식이다. 이탈리아의 몬티첼리 지역도 마늘을 많이 생산하고, 사람들이 마늘을 먹기 때문에 이곳도 장수하는 사람들이 많은 곳으로 유명하다. 이 몬티첼리가 있는 나라 이탈리아에는 마늘의 성질을 정확하게 표현하는 것이 있는데, 혹시 그것이 무엇인지 알겠는가?

이탈리아하면 떠오르는 것이 많이 있다. 그중 인상적인 것은 바로 웅장하고 화려했던 로마, 이탈리아의 과거다. 이 로마에 바로 마늘과 가장 비슷한 성격을 지닌 것이 있다. 힌트를 하나 더 주자면 이것은 로마에는 있고 그리스에는 없는데, 이게 무엇인지 알겠는가?

야누스의 얼굴, 마늘

이름은 다르더라도 그리스신화에 나오는 신은 하나도 빠짐없이 로마신화에 등장한다. 한마디로 겹치기 출연이라 할 수 있다. 그런데 그리스에는 없고 로마에만 있는 신이 있다. 그것은 바로 야누스(Janus)다. 고대 로마인들은 문을 '얼굴'이라 생각했다고 한다. 문에 안쪽 면이 있으면 바깥쪽 면도 있는 것처럼, 문을 앞뒤로 얼굴을 반쪽씩 가진 것으로 상상했다. 그래서 문을 지키는 신인 야누스는 머리 하나에 반쪽씩 두 개의 얼굴을 갖고 있을 것이라 생각한 것이다.

그런데 이 야누스는 두 얼굴을 지녔기 때문에 한쪽 얼굴과 반대쪽 얼굴이 서로 다른 의견을 말한다. 그래서 야누스의 얼굴이 두 개라는 특성에 빗대어 이중적인 사람을 가리킬 때 '야누스 같은 사람'이라고 말하기도 한다.

그런데 야누스의 이중성이 바로 마늘이 갖고 있는 성격이기도 하다. 마늘에는 몸에 좋은 영양물질이 많이 들어 있지만, 마늘 특유의 살균력이 강력해서 생마늘을 많이 먹으면 몸에 나쁜 영향을 주기도 한다. 심하면 화상을 입은 것처럼 참기 어려운 통증을 유발하기도 한다. 그렇게 때문에 마늘을 자신의 건강에 맞게 활용하려면 정확하게 알 필요가 있다. 엉뚱한 방식으로 이용하면 다칠 수 있기 때문이다.

이제 야누스가 지키는 마늘의 문을 지나서 마늘의 효능에 대해 자세하게 알아보자.

생마늘 vs 조리한 마늘

마늘이 몸에 좋다는 사실은 옆 집 꼬마도 안다. 정확히 어떤 성분이 건강을 좋게 하는지 모르지만, 몸에 좋다는 사실만큼은 널리 알려져 있다. 그런데 마늘을 어떻게 먹어야 하는지에 대해서는 여러 가지 상반된 의견이 있다. 어떤 사람은 생마늘만 몸에 좋고 마늘을 양념으로 쓰거나 조리해 먹으면 마늘의 효과는 사라져 버린다고 이야기한다. 반대로 익혀 먹어야만 부작용을 최소화할 수 있다고 말하는 사람도 있다. 과연 어느 쪽이 진실일까? 여러분은 어떻게 생각하는가?

둘 중 어느 한쪽만 맞다고 생각할지 모르겠지만, 사실은 둘 다 맞다. 마늘은 생으로 먹을 때 몸에 흡수되는 영양성분도 있다. 하지만 익히거나 가공해서 먹을 때 생성되는 성분도 있기 때문에 어느 한쪽 이야기만 맞다고 이야기할 수 없다. 마늘은 익혀 먹을 때나 그냥 날로 먹을 때나 둘 다 몸에 좋다.

그렇다면 마늘에 대해 잘못된 인식을 갖고 있는 사람들이 많은 것일까? 그것은 아마 마늘이 갖고 있는 신기한 성질이 널리 알려지지 않아서일 것이다.

완전 신기한 마늘의 특징

갑자기 생뚱맞게 느껴지겠지만 영화 이야기를 잠깐 하겠다. 영화 다이하드(diehard)3를 보면 액체 다이너마이트를 사용하는 테러리스트가 나온다. 다이너마이트를 구성하는 액체는 2개인데 각각 따로 있을 때는 아무리 강한 충격을 줘도 폭발하지 않는다. 불을 붙여도 아무 변화가 없다. 하지만 두 액체가 서로 섞이고 10초가 지나면 건물 하나를 통째로 날려버릴 정도로 매우 강력한 폭탄으로 변한다.

마늘에 관한 이야기를 하다가 영화를 끄집어 낸 것은 마늘에도 이 액체 폭탄과 유사한 성질이 있기 때문이다. 그렇다고 마늘이 펑하고 폭발하는 것은 아니니 두려워말자.

마늘하면 십중팔구는 특유의 매운맛과 강한 냄새를 떠올릴 것이다. 그런데 마늘에는 '원래' 매운맛을 내는 성분이 들어 있지 않다. 아마 여러분은 "에이~ 김구라 같은 사람이 또 있네"라고 생각할지도 모르겠다. 하지만 정말 마늘 자체에는 매운맛을 내는 성분이 없다. 그렇다면 도대체 마늘을 먹을 때 혀끝을 짜릿하게 자극하는 매운맛과 식도를 타고 스멀스멀 기어오르는 거북한 냄새는 어디서 나는 것일까.

마늘에서 매운맛을 내는 성분은 알리신(allicin)이다. 그런데 온전한 마늘에는 알리신이 별로 들어 있지 않다. 그 대신 알린(alliin)이라는 성분이 많이 있다. 짐작하겠지만 이 알린이 효소 작용을 받으면 알리신으로 변한다. 그렇게 되면 마늘 특유의 매운맛과 강한 냄새를 내게 되는 것이다.

혹자는 어쨌거나 "마늘에 매운맛이 있는 게 아니냐"고 반문하겠지만, 마늘에는 알린과 이를 변화시키는 효소가 따로 나란히 들어 있을 뿐이지 알리신이 있는 게 아니다. 그래서 통마늘을 으깨거나 씹지 않고 그대로 익혀 먹으면 매운맛과 마늘 냄새를 느낄 수 없다. 구운 통마늘과 마늘장아찌가 실제 그런 경우이다. 여러분 중 매운맛이 느껴지는 마늘장아찌를 먹어 본 사람도 있을 것이라 생각한다. 그런데, 그것은 숙성이 덜 되어 효소가 살아있어서 매운맛이 난 것이지 제대로 숙성된 것은 매운맛이 나지 않는다.

마늘에는 알린과 이것을 변화시키는 효소가 들어 있다. 하지만 다이하드3에 나온 액체폭탄처럼 평상시에는 마늘 안에서 따로 존재하기 때문에 매운 성질을 띠지 않는다. 그렇기 때문에 전혀 매운 성질을 띠지 않는다. 그런데 일단 마늘의 형태가 파괴되어 알린과 효소가 물에 의해 섞이기 시작하면 순식간에 매운 성질을 띠게 된다.

대체로 사람들은 마늘을 잘게 다진 다음 조리해서 먹거나 생으로 씹어먹기 때문에 '마늘=매운 성질'을 공식처럼 연상하는 것이다. 냄새가 없는 알린이 매운 알리신으로 변하는 데 필요한 시간은 당신이 눈 깜짝하는 데 걸리는 시간보다 덜 걸리기 때문에 마늘은 항상 맵다는 고정관념이 생긴 것 같다.

"어이 김 선생~ 그런데 효소가 뭐유?"라고 물어보고 싶은 독자가

효소(酵素): 발효 효(酵) + 바탕 소(素)

효(酵)를 보면 술을 의미하는 酉와 효도를 뜻하는 孝로 구성되어 있다. 호랑이 담배 피우던 시절에는 부모님께 효도를 하려면 좋은 술을 드려야 했다. 그런데 여기서 좋은 술이란 발효가 잘 되어 기가 막히게 익은 술을 뜻한다. 이런 상황을 표현하기 위해서 발효 효(酵)자가 만들어졌다고 하는 믿거나 말거나의 이야기….

있는 눈치다. 앞으로 효소라는 말은 많이 사용될 것이니 대충이라도 알고 넘어가는 게 좋을 것 같다. 한자를 풀어보면 쉽게 이해할 수 있으니 한자를 살펴보자.

바로 앞에서 살펴 본 것처럼 효소를 쉽게 풀어서 이야기하면 '발효시키는 물질' 정도로 이해하면 될 것 같다. 즉, 뭔가 일이 일어나려면 효소가 옆에서 양념처럼 활동해야 일이 제대로 터진다는 것이다. 정확하게 어떤 것인지 감이 안 올지도 모르겠는데, 지금 책을 읽고 있는 당신도 몸 안에서 효소가 제대로 작용하기 때문에 마음대로 움직이는 것이 가능하다. 우리는 편하게 생각하는 대로 몸을 움직인다고 생각하지만, 몸 안에서 엄청나게 빠른 속도로 전기 · 화학 반응이 일어난다. 이것을 효소가 도와주기 때문에 생각대로 움직일 수 있다.

이런 반응의 결과로 책을 읽을 때 다음 줄을 읽는 것이 가능하고 생각하는 것이 가능하다. 몸에서 효소활동이 정상적으로 일어나지 않는다면 모든 것이 불가능하다. 살펴 본 것처럼 효소는 모든 생물의 생존에 필수적인 요소이다.

마늘 역시 효소의 작용으로 매운맛과 강한 냄새가 나는데, 일반적으로 효소는 열에 약하기 때문에 열로 효소를 파괴하면 매운맛이 나지 않는다. 따라서 통마늘을 조리하면 효소가 죽어버려서 알린이 알리신으로 바뀔 수 없게 되어 매운맛이 없어지게 된다. 마늘장아찌도 마찬가지다. 마늘의 효소도 충분히 오랜 시간 숙성이 되면 식초 때문에 죽어버려 매운맛이 사라진다.

효소의 작용 때문에 생기는 마늘냄새는 정말 강렬한데 이것이 영양

많은 마늘의 단점이기도 하다. 그런데 특정 음식과 함께 마늘을 먹으면 마늘냄새를 줄일 수 있다. 마늘과 함께 미네랄이 풍부한 과일과 야채류, 우유 등을 함께 먹으면 어느 정도 불쾌한 냄새를 없애는 것이 가능하다. 그러나 마늘은 조금 먹어도 마늘냄새가 많이 나기 때문에, 그 냄새를 완전히 없애려면 냄새 잡는 음식을 많이 먹어야 한다. 그런데 그 양이 사람이 먹을 수 있는 양보다 훨씬 많아서 음식으로 마늘 냄새를 완전히 없애지는 못한다.

마늘의 영양학적 구성

마늘은 백합과에 속하는 채소다. 마늘에는 사람의 몸에 필요한 성분인 단백질, 당질, 미네랄, 비타민 등 영양소가 풍부하게 들어 있어 영양학적으로 우수하다. 마늘에는 수분이 약 64% 이상 들어 있고, 탄수화물안 당질이 24%, 그 다음 단백질이 9.2%, 무기질은 1.6%가 들어 있다.

여담이지만 학자인 내가 봐도 이런 내용은 별로 재미없다. 일반 독자라면 마늘의 성분에 관한 것은 이 정도만 알면 됐다. 사실 이런 이야기는 마늘을 연구하는 사람이 아니라면 별로 흥미로울 것도 없기 때문이다. 그런데 마늘에 관한 성분 정보는 과학적인 데이터를 바탕으로 축적된 것이고 유용한 것이기 때문에 아예 생략할 수는 없다. 그 중에는 신기한 것도 있고 알아야 할 필요가 있는 것도 있기 때문이다. 그래서 여기에서는 흥미로운 것을 위주로 서술해 나가되, 알아두면 좋은 것들은 부록에 별도로 첨부할 테니 참고하기 바란다.

마늘의 유황성분

그렇다면 마늘에 들어 있는 성분 중 흥미로운 것은 무엇일까? 바로 유황성분이다. '어! 유황이면 유독성 물질이 아닌가?' 맞다. 바로 그 유황이다. 유황은 독성이 매우 강한 물질이지만 중화시켜 독성을 제거하고 먹으면 생명을 살리는 약이 된다. 코브라, 검은과부거미, 전갈 등 강력한 독을 갖고 있는 동물이 많은데, 현재 서양에서는 이들의 독을 수만 배 희석시켜 의약품으로 활용하기 위한 연구를 하고 있다. 독이 사람을 잡기도 하지만 사람을 살리기도 한다. 이것은 유황도 마찬가지이다.

마늘의 황(黃) 성분은 항균효과가 매우 강하고 혈중 콜레스테롤을 떨어뜨리며, 혈관 속에 생기는 혈전도 제거해준다. 또 혈압을 내려주고, 몸속의 독소도 제거한다. 몸속에서 일어나는 산화반응도 막아주는 효과가 있다. 또 해열제나 감기치료약으로 사용하는 등 황 성분의 약효는 동서고금을 막론하고 널리 알려져 있다. 이런 사실만 보더라도 마늘의 황 성분이 우리 몸에 대단한 치유효과를 갖고 있다는 것을 알 수 있다.

마늘이 몸에 좋다는 사실이 일반적이지 않았을 시절, 마늘의 효력이 과연 어디에서 비롯되는 것인지 알아보기 위해 과학적인 연구를 진행했다. 그래서 1942년 마늘의 강한 냄새를 내는 '알리신'이라는 물질을 발견했다. 알리신에는 유황이 들어 있는데 마늘에는 유황을 함유한 화합물로 알린, S-알릴시스테인, 감마글루타민시스테인, 설피드, 디티인, 아조엔 등이 있다.

마늘과 직접적인 관계가 있는 것은 아니지만, 인터넷을 열어 4대천왕을 검색하면 배용준, 장동건, 이병헌, 원빈이 검색된다. 한류를 대표

하는 미남배우 4인방이니 그럴만하다. 흔히 4대천왕이라 하면 그 분야의 빅포(big four) 정도로 이해하면 되는데, 여기에 잔챙이는 말할 것도 없고 중간 정도의 것도 포함되지 않는다. 그러면 마늘의 유황성분도 잔챙이는 빼버리고 4대천왕에 뽑힐 정도로 굵직굵직한 것만 알아보고 넘어가자.

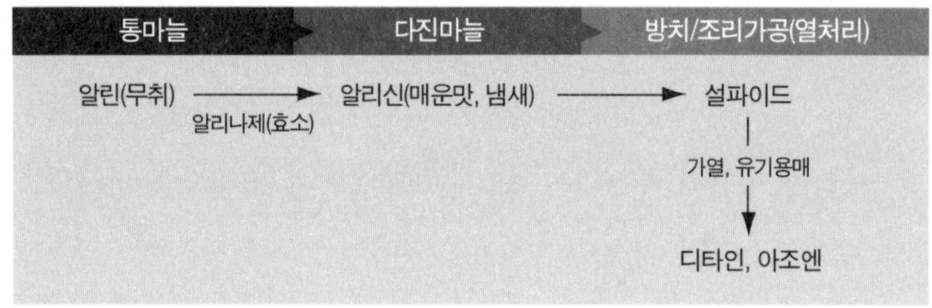

▶ 마늘의 성분 변화

알린

알린은 맛도 없고 냄새도 나지 않는다. 알린은 체내의 활성산소를 제거하는 항산화작용과 노화를 막아주는 기능이 있다. 또 알린의 항산화작용이 당뇨에 좋은 효과를 나타내는 것으로 보고되었다.

앞에서 언급한 것처럼 알린은 마늘 안에 들어 있는 효소 알리나제의 작용으로 알리신으로 변한다. 알린을 손실 없이 먹으려면 마늘을 갈거나 다지지 않고, 통째로 가열하거나 통째로 식초에 절여서 먹는 것이 좋다. 마늘에 상처가 나거나 갈거나 다져서 조직에 손상이 일어나면 알린은 금방 효소의 작용으로 알리신으로 변하기 때문이다.

알리신

마늘을 가장 마늘답게 만드는 성분이 바로 알리신이다. 생마늘을 갈거나 다질 때 나는 마늘 특유의 자극적인 매운 냄새와 매운맛의 정체가 바로 알리신이기 때문이다. 앞서 언급했던 것처럼 알리신은 통마늘에 존재하지 않는다!

알리신은 휘발성이 매우 강할 뿐 아니라, 매우 불안정하여 가열하지 않아도 공기 중에서 성분의 변화가 일어난다. 여기에 열을 가해주면 더 빨리 디설파이드(disulfide), 아조엔(ajoene) 등으로 변한다.

알리신은 마늘을 다지거나 갈고 난 10분 후에 가장 많이 만들어진다. 알리신을 많게 할려면, 마늘을 다질 때 따뜻한 물을 약간 넣고 다지거나 갈면 알리신이 더 빨리 많이 생성된다. 그러나 매운맛이 싫다면 식초를 넣으면 된다. 알리나제의 활성이 약화되어 매운 알리신이 줄어들기 때문이다. 물론 열을 가해도 된다.

알리신은 인체에 매우 다양한 효능이 있다. 알리신만 먹어도 항균효과, 피로회복, 스태미너 증강, 동맥경화 방지, 항암작용, 발암억제, 혈행개선(혈소판응집저해, 혈전용해), 혈당저하 등을 개선할 수 있다.

・・・알리신의 항균작용

마늘은 살균력이 강하다. 어느 정도인가 하면 우리가 소독약으로 쓰고 있는 석탄산보다 살균력이 약 15배나 강하다. 이런 이유 때문에 마늘은 오래 전부터 감염성 질병에 사용됐다. 인도에서는 상처와 식품부패를 방지하기 위해 마늘을 사용했다. 아일랜드에서는 폐렴에 사용했으며, 발칸에서는 1차대전 때 장염을 치료하는데 사용했다.

●●●알리신의 항피로효과

마늘을 먹으면 피로가 회복되고 체력이 늘어나는 효과를 볼 수 있다. 이런 효과는 마늘에 들어 있는 알리티아민 성분 때문에 가능하다. 그런데 이 알리티아민은 알리신과 천연의 비타민 B_1이 결합하여 만들어진다. 알리티아민은 몸 안에서 에너지를 만들어내는 과정을 빠르게 하여 피로를 없애고 체력을 증진하는 효과를 낸다. 또 바로 배설되지 않고 몸속에 저장되어, 스태미나를 유지시킨다.

'피로회복 비타민' 이라 알려진 비타민 B_1은 몸의 세포가 포도당을 연소시켜 에너지로 만들 때 필요한 성분이다. 비타민 B_1이 부족하면 에너지 대사가 원활하지 않기 때문에 몸이 나른해지고 쉽게 지치게 된다. 그러면 만성 피로, 정력 감퇴, 초조함, 집중력 및 기억력 저하 등의 증상이 나타난다.

포도당은 뇌의 유일한 에너지원이므로 비타민 B_1이 부족하면 심신 모두 에너지 부족상태에 빠지게 된다. 비타민 B_1은 많이 먹어도 필요한 양만큼만 사용되고 나머지는 소변을 통해 체외로 배출된다. 그러나 알리티아민은 체내에서 비타민 B_1보다 20배나 더 많이 흡수될 뿐 아니라 사용되고 남은 여분은 혈액 속에 남아 있어 지속적으로 이용할 수 있다.

정리하자면 알리티아민은 마늘의 알리신과 비타민 B_1이 합해진 것이다. 이는 체력을 높이고 피로회복 작용을 한다. 마늘비타민 B_1을 화학적으로 합성한 약이 우리가 약국에서 흔히 보는 알리니민(=아로나민이라고 부름)이며 이 약은 바로 마늘의 피로회복 효과를 본 따 만든 것이다.

···알리신의 항암작용

마늘이 암발생을 억제하는 효과는 6개국, 11회에 걸쳐 이루어진 역학조사결과에 나타나있다(부록 참고 Lawson 1998). 마늘이 위암의 발생을 억제한다는 연구는 마늘을 많이 먹는 중국 및 이탈리아 국민을 대상으로, 중국 산동성에 사는 위암환자 564명과 건강한 사람 1,113명을 대상으로 했다.

조사 결과 하루 4g 정도 마늘을 먹은 사람의 위암발생률이 현저히 줄었다. 위암이 많은 이탈리아에서도 비슷한 방법으로 조사한 결과, 마늘요리를 즐긴 사람들이 위암의 발생률이 현저하게 낮아, 마늘이 위암 예방에 효과가 일관되게 나타나는 것을 확인할 수 있다.

···알리신의 혈당저하

마늘을 장기간 복용하면 혈당이 떨어진다. 마늘 오일이나 마늘 분말을 매일 8.2mg, 마늘분말은 800mg을 4주 이상 먹으면 혈당이 떨어진다. 당뇨에 걸린 쥐, 생쥐, 토끼 등의 동물을 대상으로 마늘 오일이나 분말을 주면 혈당이 떨어지는 현상을 관찰할 수 있다. 혈당을 떨어뜨리는 마늘 성분은 알린, S-알릴시스테인, 알리신이다.

마늘의 알리신은 체내의 비타민 B_6와 결합해서 췌장의 세포기능을 활성화해 인슐린 분비를 도와준다. 또 알리신은 비타민 B_1과 결합해서 알리티아민을 생성해 일반 비타민 B_1보다 포도당의 대사 및 이용률을 높여 준다. 알리신이 인슐린을 절약해 주는 작용을 한다는 실험 결과도 있다. 또 마늘과 함께 비타민 C를 먹으면 혈당을 낮추는 데 더 효과적인 것으로 알려져 있다.

혈당치가 200~300mg/dl인 사람에게 매일 마늘 2~3쪽과 비타민 C 1g을 먹게 했더니 마늘만 먹었을 때 별다른 효과가 없던 사람의 혈당치가 크게 개선되었다. 따라서 당뇨병에 좋은 식이요법과 운동요법을 하면서 마늘과 비타민 C를 함께 먹으면 혈당관리에 매우 좋다.

••• 알리신의 혈소판 응집저해

혈소판 응집은 혈액의 흐름을 방해하여 심근경색, 혈전장애의 원인이 된다. 혈관 내부에 상처가 생기면 혈소판은 출혈을 방지하기 위해 상처 위에 달라붙는다. 이것을 혈소판 활성화라고 한다. 그런데 이렇게 혈관 내부에 혈소판이 쌓이다 보면 모래시계처럼 나중에는 수북하게 올라와 혈액의 흐름을 방해하게 된다. 그만큼 혈관 안쪽 공간이 줄어드는 것이다. 그러면 혈압이 더 높아질 수밖에 없고 심장근육은 잘 흐르지 않는 혈액을 보내기 위해 더 무리해서 움직일 수밖에 없다.

혈소판처럼 작은 것이 문제가 되면 처음에는 별것 아닌 것처럼 보이지만, 결국 이런 작은 과정이 모이고 모이면 나중에 고혈압, 혈관질환 같은 성인병을 일으킨다.

그런데 마늘의 알리신은 혈소판 응집을 억제하는 능력이 매우 뛰어나다. 알리신은 혈소판이 응집되는 것을 막아주기 때문이다.

• • • 알리신의 혈전용해작용 항동맥 경화

마늘은 이미 응고된 혈소판을 녹이는 작용 즉 전을 용해시키는 작용을 하는 것으로 알려져 있다. 마늘오일이나 생마늘을 단기복용(3시간)이나 장기복용(3달)하게 되면 몸속에 만들어진 혈전이 많이 녹는 것을 볼 수 있다. 건강한 성인이나 심근경색환자 모두 섬유소 용해력이 36~130% 정도 늘어난다. 특히, 혈전을 녹이는 기능은 마늘을 먹은 지 3시간 후부터 나타나고, 6시간이 지나면 60~70%로 높아져 매우 빠르게 나타날 뿐만 아니라 효과도 지속적으로 유지된다. 생마늘은 물론, 튀김마늘, 마늘 오일, 건조마늘 모두 임상실험에서 혈전 용해작용이 있었다. 이런 결과를 종합해 보면 마늘은 열처리에 무관하게 혈전 용해 작용을 나타낸다고 할 수 있다.

• • • 알리신의 고혈압예방

마늘의 알리신은 혈관을 확장시켜 혈액의 흐름을 원활히 하고 혈압을 낮추는 역할을 한다. 그래서 고혈압 환자의 혈압을 낮춰줄 수 있다. 또한 심장의 수축 폭을 늘리며 수축운동을 느리게 해서 심장의 말초혈관과 심장혈관을 확장해 준다. 마늘의 이런 효능은 알리신과 S-알릴시스테인의 성분이 혈관에 작용하면서 생긴다.

혈압을 낮추는 데 마늘은 다 괜찮지만 필자는 마늘분말을 추천한다. 일본에서 간행된 《약식건강법사전(藥食健康法事典)》에는 마늘을 다량으로 먹으면 혈압이 오르고 심장을 자극하고 신장에 영향을 줄 수 있으나, 가열한 것이나 소량(한번에 2~3g)을 섭취하면 혈중 콜레스테롤을

낮추고 말초혈관을 확장시켜 혈압을 낮추어 준다(藥食健康法事典, 別冊
壯快 1)고 기술되어 있다. 또 일본의 《과학백과사전》에 의하면 마늘은
심장의 수축 폭을 늘이며 수축운동을 느리게 하고 심장의 말초혈관과
심장혈관을 확장하며 콜린 에스터라아제의 활성을 억제한다(과학백과
사전, 1991). 그러나 마늘은 채소의 일종이므로 그 외의 채소, 고기, 생선
과 함께 섭취하고 다시마, 표고와 함께 먹으면 효과가 배로 증가한다(藥
食健康法事典)고 기술되어 있다.

설파이드

설파이드는 디알릴설파이드, 디알릴디설파이드, 디알릴트리설파이
드 등으로 다양한 형태가 있다. 이들은 주로 암과 혈관질환 그리고 혈
소판응집 같은 병에 효과가 좋다. 설파이드의 효과를 보면 알리신의 효
능과 유사한데, 특정 질병에 좋은 성분이 어디 하나뿐이겠는가? 항암성
분을 비롯해서 여러 효능이 있는 성분이 마늘에 들어있다는 사실에 주
목하고 마늘을 먹고 건강을 돌보자.

• • • 설파이드의 항암작용

마늘성분 중 알리신과 디알릴디설파이드가 암을 예방하는 데 탁월
한 효과가 있다. 특히 디알릴디설파이드가 종양 성장 감소에 매우 효과
가 좋다. 디알릴디설파이드는 항암제가 암을 치료하는 것과 거의 동등
한 효과를 가진 것으로 증명됐다(Sundaram et al, 1996).

···설파이드의 항동맥경화

마늘에 들어 있는 설파이드가 혈관계에 좋다는 것은 앞서 언급한 것과 같다. 그런데 마늘이 심혈관질환에 좋다는 보고가 많음에도 불구하고, 그러한 효과가 어떤 과정을 거쳐 좋아지는지 그 과정은 명쾌하게 규명되어 있지 않다. 필자를 포함한 학자들이 더 분발해야 하는 부분이기도 한데, 그동안의 연구 결과를 종합해보면 마늘의 가공처리 과정에서 생성된 다가설파이드(polysulfides)가 심혈관질환에 효과가 있는 것으로 보인다.

···설파이드의 혈소판 응집저해

마늘성분은 혈관 내부에 쌓여 혈액의 흐름을 방해하는 혈소판의 형성을 억제한다. 혈관에는 지질 성분이 많은데 설파이드가 이런 불순물을 제거한다.

···설파이드의 항균작용

최근 마늘에 들어 있는 설파이드류 중에서 디알릴설파이드 성분이 헬리코박터 파이로리균의 성장을 방해한다는 연구 결과가 나왔다. 디알릴설파이드의 항균작용은 유황의 수가 증가하면 더 뚜렷하게 나타난다고 한다.

과거에는 많은 사람들이 마늘의 다양한 효능을 내는 원천은 알리신이라고 생각했다. 그런데 최근 동물실험과 임상실험에서 수집한 마늘 관련 연구결과는 기존의 믿음을 일치하지 않는 것이어서 사람들의 관심이 주목되고 있다.

생마늘을 먹은 후에 알리신의 흡수 및 동태를 분석하는 실험을 했다. 그런데 혈액·호흡·소변에서 알리신이 검출되지 않았고, 대신 디알릴설파이드를 비롯한 다른 물질이 나온 것이다. 알리신이 몸속에는 직접 효능을 나타내면 몸속 곳곳에서 알리신의 흔적을 찾을 수 있어야 한다. 하지만 알리신 대신 다른 화합물이 나오기 때문에 마늘의 실질적인 효능을 내는 물질은 다른 유황 성분일지도 모른다고 생각할 수 있다. 더욱이 알리신이 체내에서 변화하는 점을 감안하면 체내에서 효능을 내는 물질이 알리신이 아니라는 주장도 설득력 있어 보인다.

그런데 이런 주장은 아직 검증되지 않았고 현재 정확하게 사실을 규명하는 단계에 있으니 이 정도만 언급하고 넘어가겠다. 나중에 마늘의 효능 물질이 무엇으로 결정되는지 지켜보는 것도 하나의 재미가 될 것 같다.

한편, 알리신은 강하고 자극적인 매운맛이 있어 지나치게 많이 먹으면 위의 점막이나 장의 점막손상을 유발한다는 보고가 많다. 반면에 숙성된 마늘 추출물에 함유된 S-알릴시스테인은 매운맛이 없기 때문에 위와 장의 점막에 손상을 일으키지 않는다.

마늘 성분 중에서는 이 정도만 알아도 천왕 격에 해당하는 성분은 알았다고 해도 과언이 아니다. 혹시라도 마늘에 대한 사랑이 너무 커져서 더 많은 정보가 필요한 독자는 필자에게 연락하라. 그러면 더 자세한 정보를 제공하겠다.

대장금에도 나오는 유황성분

지금까지 마늘 성분과 관련해서 익숙하지 않고 어려운 내용을 읽었으니 약간 쉬어가는 이야기를 할까 한다. '대장금(大長今)'이라는 드라마를 기억하는 독자가 있을 것이다. 우리나라에서도 50%가 넘는 시청률을 기록했을 정도로 인기가 많았는데, 이란(Iran)에서는 이 드라마의 시청률이 90%가 넘었다고 한다. 10명 중 9명이 본 것이니 정말 경이로운 숫자다.

필자의 지인이 영상 홍보물 촬영 때문에 이란을 다녀왔다. 그런데 촬영허가가 완전히 나지 않은 상태로 이란에 도착해서 촬영장 섭외가 순탄치 않았다고 한다. 그때마다 큰 힘이 되어준 것이 바로 대장금 관련 상품이었다고 한다.

출국 전 이란에서 대장금이 대박이 났다는 말을 듣고 사진과 열쇠고리 같은 상품을 잔뜩 준비한 것이 도움이 됐던 것이다. 촬영장 관리자에게 대장금 관련 상품을 선물하면 그 즉시 촬영허가가 났을 정도라고 하니, 이란에서 대장금의 인기는 상상을 초월하는 수준이었다고 한다. 준비하는 사람에게는 항상 길이 있다는 것을 이런 걸 보면 느낀다.

드라마를 보면 극중인물인 한 상궁(양미경)과 장금(이영애)이 임금의 건강을 위해 유황오리 요리를 만들어 수라상에 올리는 장면이 나온다. 식사 후 임금은 원래 있던 지병 때문에 쓰러졌지만, 반대세력이 유황의 독성분으로 임금을 살해하려는 역모를 꾀했다고 모함해서 한 상궁과 장금을 제주도로 귀양 보내는 내용의 한 장면이다.

여기서 주목해야 할 부분은 바로 유황오리다. 사람과 일반 동물이 유황을 먹게 되면 곧 죽는다. 그런데 독을 정화하는 능력이 뛰어난 오리에게 유황을 먹여, 그것을 중화시켜서 먹으면 약이 된다. 앞서 말했지만 유황은 독성물질이지만 활용하기에 따라서 사람을 살리는 약이 될 수 있다는 말이다.

그런데 한 상궁과 장금이가 마늘에도 유황 성분이 들어 있다는 것을 알았으면 어땠을까? 아래 표를 보자. 이것은 마늘에 들어 있는 유황성분과 그 약리작용을 간단하게 요약해둔 표다.

'어! 함황과 유황은 다른 게 아닌가?' 혹시 이렇게 생각하고 있는 독자가 있는지도 모르겠다. 함황의 함(含)은 '머금다' 의 뜻을 갖고 있는 한자다. 뜻풀이를 해보면 '마늘이 머금고 있는 황성분' 으로 유황을 의

▶ 마늘의 주요 함황성분과 효능

성분 \ 효능	항균	해독	항암	항산화	혈당 저하	콜레스테롤 저하	항혈전	간보호
알린		○		○				○
알리신	○	○	○		○	○	○	
아조엔	○	○	○			○	○	
디티인							○	
알릭신		○	○					
알릴머캅탄		○	○					
디알릴 설파이드			○					
디알릴 디설파이드		○	○			○		
디알릴 트리설파이드	○		○	○				○
디알릴 폴리설파이드(4-7)				○				
알릴시스테인(SAC)		○	○	○		○		○
알리머캅토시스테인				○				○

미한다. 한자는 가끔 어렵게 느껴질 때가 있다.

이 표만 보더라도 마늘에 들어 있는 황성분이 항균작용, 해독작용, 혈당 저하, 콜레스테롤 저하, 항혈전, 간 보호 등등 여러 가지로 우리 건강을 좋게 한다는 것을 알 수 있다. 만약 한 상궁과 장금이가 이 사실만 알았더라도 제주도로 쫓겨나진 않았을 것이다. 물론 그만큼 갈등이 줄어들어 드라마의 재미도 반감됐을 것이고 90% 시청률도 없었겠지만….

아무튼 중요한 것은 대장금이 아니라, 간단하게 마늘만 먹어도 건강을 좋게 할 수 있다는 사실을 독자가 정확하게 느끼는 것이다. 지금 당신은 어떤가, 마늘 꾸준히 먹는 것에 도전해보고 싶지 않은가? "에이~ 냄새가 너무 심해서 싫은데"라는 변명은 이제 더 이상 통하지 않는다. 통째로 익혀 먹으면 냄새가 나지 않는다는 사실을 이제는 알 테니까. "김 선생~, 구워 먹는 거 말고는 없소?" 이렇게 물어오는 독자를 위해, 마늘 먹는 방법을 제 5장에 다양하게 소개했다. 나중에 자세히 알아보자.

동서고금을 뛰어 넘은 마늘의 존재감

마늘 없는 밥상은 팥 없는 찐빵

다시 마늘 이야기로 돌아가자. 마늘은 한국인의 밥상에서 단 한 번도 빠지지 않을 정도로 많이 사용하는 중요한 양념이다. 마늘은 고추·무·배추와 함께 우리나라에서 가장 많이 사용하는 빅 포(big four)이고, 고추와 함께 한국 하면 떠오르는 '매운맛'과 자연스럽게 연상되는 채소이다. 그만큼 우리나라 사람들과 밀접한 관계에 있다고 하겠다.

　김치는 물론이고 국, 나물, 생선조림, 불고기 등 어떤 음식이 됐든 마늘은 특유의 매운맛과 향기를 지녀 약방의 감초처럼 들어가야 음식이 제 맛이 난다. 양념으로 쓰이는 마늘은 맛뿐 아니라 음식의 약성을 조절하기도 한다. 차가운 성질을 지닌 배추에 따뜻한 성질의 마늘이 들어감으로써 음식의 약성을 조절해 주기도 하는 것이다.

　마늘은 지극히 서민적인 식품이다. 삼겹살 먹을 때 함께 구워 먹거나 상추쌈 속에 삼겹살과 생마늘을 함께 넣어 쌈 싸먹는 등 마늘은 아주 친숙하다. 김치를 비롯해서 여러 음식에 넣어 먹기 때문에 마늘을 보면서 고급 음식이라는 이미지보다는 서민적인 이미지에 더 가깝다고 생각한다. 이런 서민적인 이미지 때문에 마늘은 실질적인 가치보다 훨씬 낮게 평가받는 경향도 있는 것 같다. 마늘만큼 약효가 좋으면서 구하기도 어려웠다면 얼마나 높게 평가받았을까 궁금하다.

　마늘은 여러 가지 치료 효과가 있는 음식이다. 마늘은 오래 전부터 뛰어난 효능으로 각종 질병이나 증상의 예방/치료에 널리 이용되어 국민 건강에도 크게 기여했다. 앞서 언급한 것처럼 항균작용이 있고, 몸이 건강해지고 혈기가 왕성해지는 효과도 있다. 감기와 같은 간단한 질병에서 고혈압, 동맥경화, 당뇨병 등의 성인병과 위암, 장암, 전립선암 등의 각종 암 예방까지 여러 질병에 효과가 있다. 노화방지, 피부미용 효과도 있으니 마늘은 그야말로 만병통치약이라 불릴 만큼 폭넓은 효능을 가지고 있다.

　이처럼 마늘이 좋은 효능을 갖고 있지만, 그 효능이 뒤늦게 인정받은 것은 서양의학계가 주목하면서이다. 마늘은 특유의 강한 냄새 때문에 이미지 관리에서 손해를 많이 봤다. 냄새가 워낙 강한 식품이다 보니 몸에 좋은 효능보다는 냄새에 대한 거부감이 앞서서 서양에서는 그다지 높지 않게 평가받은 것이다.

마늘 냄새와 관련해서 생각나는 에피소드가 있다. 10여 년 전 코리안특급 박찬호 선수가 처음 LA에 갔을 때, 동양인에 선입견을 갖고 있던 선수들이 박찬호 선수에게 마늘냄새가 심하니 저리 꺼져"라는 말했다고 한다. 박찬호 선수는 그 말을 듣고 "너희 몸에서는 역한 치즈냄새가 난다"고 받아쳤다고 한다. 그랬던 미국인들도 이제는 마늘의 효능에 열광하고 있으니 아이러니하다.

어쨌든 우리 한국인은 오래 전부터 식생활을 통해서 마늘을 먹어서 몸으로 마늘의 효능을 직접 입증했다. 그 일례가 1999년 일본 초등학교 급식사고에서 발생한 O157균 사건이다. 당시 일본에서는 O157균으로 어린이가 사망하여 전 세계를 떠들썩하게 했지만 한국에서는 O157균 식중독으로 사망한 사람은 단 한 명도 없었다.

그때 우리나라 사람들이 O157균에 감염되지 않은 것은 김치에 들어 있는 마늘 때문일지 모른다는 주장이 제기되었는데, 마늘의 살균력이 대단하다는 것을 상기해보면 이 주장도 논리적으로 납득할 만하다.

유엔식량농업기구(FAO) 자료에 의하면, 전 세계에서 국민 1인당 마늘을 가장 많이 먹는 나라는 한국이다. 한국에서는 한 사람이 1년에 약 2접(7kg)의 마늘을 소비한다(1997년 기준). 항균작용이 뛰어난 마늘을 많이 먹기 때문에 세균감염이 적다고 생각하는 것도 논리적으로 전혀 무리가 없다. 마늘을 많이 먹는 우리 민족은 한때 마늘 냄새를 풍긴다

▶ 국민 1인당 마늘소비량(자료, FAO)

순위	국가	소비량(kg/인 년)	순위	국가	소비량(kg/인 년)
1	한국	8.63	17	아르메니아	1.93
2	중국	5.11	18	미얀마	1.70
3	스페인	4.48		세계 평균	1.65
4	루마니아	4.46	19	터어키	1.63
5	북한	3.57	20	이스라엘	1.46
6	불가리아	3.56	21	그리스	1.41
7	아르헨티나	3.48	22	헝가리	1.41
8	유고슬라비아	3.46	23	칠레	1.41
9	이집트	3.12	24	러시아	1.38
10	우크라이나	2.75	25	슬로베니아	1.30
11	아제르바이잔	2.42	26	미국	1.18
12	마케도니아	2.40	27	알제리	1.13
13	크로아티아	2.26	28	우즈베키스탄	1.11
14	페루	2.17	29	시리아	1.02
15	말타	2.04	30	볼리비아	0.95
16	태국	2.01	31	슬로바키아	0.93

는 이유로 다른 나라 사람들에게 놀림거리가 된 적도 있다. 하지만 결국 마늘의 효능을 직접 입증함으로써 병원균에 대한 저항력이 강한 민족임을 드러낸 것이 아닐까?

알칼리성 식품 마늘

산성음식이라고 하면 왠지 먹으면 신맛이 날 것 같다. 하지만 사실은 그렇지 않다. 산성식품, 알카리성 식품의 구분 기준은 맛이 아니다.

식품을 섭취해서 소화되어 에너지를 내는 과정은 장작을 불에 태우는 과정과 비슷하다. 식품을 태워서 완전히 재로 만들면 재에는 불에 타지 않는 무기질과 원소가 남는다. 이것을 물에 녹이면 무기질이나 원소의 종류에 따라 산성 혹은 알카리성으로 구분하는 것이다.

산성식품은 음식을 섭취한 후 체내에서 연소될 때 산을 형성하는 물질이 많이 생긴다. 또 사람이 음식을 섭취한 후 연소할 때 많은 양의 이산화탄소를 방출하는 식품을 말한다.

단백질은 체내에 에너지가 부족할 때 질소 부분을 제외한 부분이 연소되면서 에너지가 발생하며 이산화탄소가 많이 생긴다. 그러므로 쇠고기·돼지고기·닭고기·닭고기·생선·달걀·콩으로 만든 음식은 산성식품이다. 밥·국수·빵·떡·과자·사탕 등 탄수화물이 들어 있는 음식도 에너지를 발생시킨다. 따라서 이들도 다량의 이산화탄소를 내보내는 산성음식이다.

알칼리성 음식은 무기질 조성이 알칼리성 원소를 많이 가진 식품이다. 연소 후 생긴 무기물 중에 나트륨·칼륨·칼슘·마그네슘과 같은 알칼리성 원소를 많이 함유하고 있다.

사람의 체액은 중성보다는 약알칼리성인 것이 건강에 좋다. 왜냐하면 현대인은 대체로 육류를 비롯해서 산성에 치우진 음식들을 많이 먹기 때문이다. 그러므로 식사를 할 때 체액의 균형이 산성으로 기울지 않도록 알칼리성 음식을 많이 먹어야 한다.

다시 한번 강조하지만, 알칼리성은 좋고 산성은 나쁘다는 말이 아니다. 사람은 산성음식, 알칼리성음식 모두 골고루 먹어야 한다. 그래야 체액의 산성 알칼리성이 균형을 이루기 때문이다. 이 균형이 한쪽으로 치우치는 순간부터 여러 가지 세균에 공격을 받게 되고 병에 걸리게 된다.

몸에는 체액이 많이 있어서 밥 한 끼 먹을 때 고기를 조금 많이 먹었다고 해서 산성이나 알칼리성으로 기울지 않는다. 그러나 한쪽으로 크게 기운 식사를 계속하게 되면 완충작용의 한계를 넘어 인체에 나쁜 영향을 끼친다. 체액이 산성이나 알칼리성으로 기울면 비타민의 흡수가 나빠지거나 뜻하지 않은 신체의 장애가 생겨 건강을 해치게 된다.

현대인들은 산성으로 치우친 식사습관을 갖고 있으니, 이런 식사의 불균형을 바로 잡아 준다는 관점에서 알칼리성 식품 마늘이 좋다는 뜻이다. 마늘 먹고 체질관리하자.

마늘은 장을 살리는 음식

우리 몸속 내장에는 유익한 균과 해로운 균이 함께 살고 있다. 대장균처럼 몸에 나쁜 균은 중성에서 잘 자란다. 하지만 유산균처럼 몸에 좋은 균도 있다. 유산균은 장내의 pH(수소이온농도)가 낮은 상태, 즉 산성 pH에서 잘 자란다.

마늘 성분은 각종 세균이 자라는 것을 막는다. 마늘의 함황성분의 일부는 항균성을 나타내므로 세균들의 생육을 저해한다. 그리고 마늘에는 올리고당이 많이 들어 있는데, 이것은 몸에 좋은 균이 잘 자라도록 촉진시키는 작용이 있다. 유산균이 활발히 자라면서 장내의 pH는 산성으로 바뀌게 된다. 이렇게 산성으로 바뀌면 중성 pH에서 자라던 유해성균은 죽어버린다. 병원균의 감염을 막고 면역력을 높이는 데 장내 유산균의 역할이 매우 중요하다. 유산균의 작용으로 소장세포에 항균물질의 분비가 늘어나면 병원균이 줄어든다. 또 유산균은 식품이나 장내에서 유해세균의 증식을 억제해서 장 속에서 음식이 썩는 것을 막는다.

우리나라 고유 전통음식인 김치 섭취로 인해 세균 식중독 발생의 예는 거의 없다. 그 이유는 양념들, 특히 마늘 성분이 나쁜 세균의 성장을 막고 발효된 김치에 들어 있는 많은 유산균이 장내 유해균의 증식을 막기 때문이다.

세계 속 마늘이야기

마늘에 대한 기록은 이집트 피라미드 벽에 있는 것이 가장 오래됐다. 대략 기원전 2,500년경으로 추정된다. 피라미드의 벽화, 성서(구약성경 민수기) 등을 통해 볼 때 당시에는 주로 노동자나 병사들의 힘을 돋우기 위해 마늘을 먹은 것 같다. 또 오늘날 고대 이집트 무덤에서도 마늘이 발견되고 있다.

당시에는 마늘을 정력 강화를 목적으로 사용했다. 최근에는 마늘의 효능에 관한 여러 연구결과가 나오면서 혈액순환 개선, 정력 증진, 피로회복 등에 효능을 내는 의약품이나 건강식품으로 널리 사용되고 있다. 체력을 좋게 만들기 위한 고대인들의 마늘 사용이 현명했다는 사실이 증명된 것이다.

일본 사람들은 사실 마늘을 싫어하는 편이었다. 예전에 한국 프로야구 선수들이 일본에서 일본 프로팀과 친선경기를 벌인 적이 있는데, 그때 스즈키 이치로 선수가 했던 말이 기억난다.

당시 국보투수 선동열 선수의 공을 받아본 이치로 선수는 "선동열 선수의 공이 어땠는가"의 질문에 "공에 마늘 냄새가 실려와 도무지 칠 수 없었다."고 대답을 했다. 공이 좋았다는 뜻이었는데 마늘 냄새가 난다는 비아냥거림도 들어 있는 말인 것 같다. 당시 마늘에 대한 일본인의 인식이 이치로 선수와 크게 다르지 않았을 것이다.

하지만 마늘의 효능을 알게 된 후에는 마늘의 신비를 널리 알리고 아오모리 현을 중심으로 마늘 생산을 늘리고 있다. 매운 냄새를 제거한 마일드mild 마늘까지 개발할 정도로, 지금은 마늘 이용에도 매우 적극적인 모습을 보이고 있다. 몰랐을 땐 마늘을 박대하더니, 태도가 이렇게 달라질 수도 있나보다.

예전과 달리 서구인들도 이제 마늘의 효과는 인정하지만, 마늘 특유의 자극적인 냄새 때문에 약이나 건강식품으로 가공해서 먹기를 더 좋아한다.

사람들은 마늘을 어떻게 활용했을까

마늘은 오래 전부터 세계 각지에서 이용됐다. 아프리카 대륙 일부를 제외하고 거의 모든 지역에서 식용으로, 약용으로 넓게 사용하고 있다. 이 사실만 보더라도 마늘의 효능을 세계인들이 인정하고 있다고 해석할 수도 있다.

고대 이집트에서는 마늘을 많이 사용했는데, 6,000~7,000년 전부터 이미 마늘이 재배됐다. 마늘의 살균작용은 그때도 일반적으로 알려져 있었고, 사악한 기운을 없애려고 마늘을 사용하기도 했다.

피라미드 벽면에도 마늘 그림이 그려져 있으며, 기원전 5세기 경의 고대 그리스 역사를 봐도 피라미드 건설에 종사한 노동자가 마늘을 먹었다고 한다. 고대 그리스·로마 시대에는 술과 고수풀 등을 혼합하여 정력제로, 또 병사의 강장제로 사용하였다. 박물학자 플리니우스는 야생마늘을 현재 먹는 것에 가까운 품종으로 개량하여 재배를 넓혔다고 한다. 그 시대는 특히 뱀이나 동물에게 물린 상처에 마늘이 좋다고 하여 약용으로 많이 사용되었다.

중국에 마늘이 전해진 것은 기원전 2세기경으로 유럽보다 훨씬 늦다. 중국에 마늘은 한무제의 명을 받아 흉노정복을 위해 서역에 파견된 장건이 가지고 들어왔다.

중국에서 마늘을 먹는 방법은 독특하다. 다른 대부분의 지역에서는 인경(껍질을 까기 전 통째로 모여 있는 부분)만 먹는데, 중국에서는 줄기와 잎 등을 전부 먹는다. 우리나라도 중국에서 마늘이 전해졌기 때문에, 인경은 물론 마늘종, 잎도 먹는다. 우리나라도 먹는 습성만 놓고 보면 특이한 축에 속한다.

음식 관련 옛날 책을 보면 '맥적'이라 하여 고기를 장과 마늘로 양념하여 불에 굽는 것이라는 기록이 있다. '맥'은 옛 고구려이며 '맥적'은 고구려의 고기구이를 가리키므로 오늘날 불고기의 기원이라 하겠다. 그런데 불고기는 비교적 최근에 생겨난 말이다. 본래는 얇게 저며서 굽는다고 해서 '너비아니' 라고 불렀고, 소금구이는 '방자구이' 라고 일컬었다.

마늘에는 마력이 있다고 믿었다. 동서양을 막론하고 강한 냄새와 살균작용 때문에 신성시되기도 했지만, 똑같은 이유로 악마의 식물로 오해받기도 했다. 고대 이집트에서는 미라를 만들 때 눈에 마늘을 넣어 악마를 쫓았고, 고대 유럽에서는 흡혈귀를 막는다며 마늘을 걸어두기도 했다. 하지만 고대 소아시아에서는 마늘을 먹은 사람은 신전에 가는 것을 금지시켰다.

마늘은 수많은 나라에서 사용하고 있다. 이제는 미국에서도 마늘에 열광하고 있다. 마늘의 암예방 효과 때문에 기능성식품으로 인기를 끌고 있다. 향신료나 약용으로 세계 각지에서 사용되는 마늘인데, 성분의 연구가 더 구체적으로 진행되면 앞으로 마늘의 수요는 더 늘어날 것이다.

마늘 마니아들

요즘처럼 마늘성분이 과학적으로 증명되기 훨씬 전부터 사람들은 마늘의 약효를 경험으로 터득해 알고 있었다.

로마병사들은 전쟁에 나가기 전에 마늘을 먹어 정기를 돋우었다. 기원전 4세기 알렉산더 대왕의 군대는 마늘을 먹어 연전연승하였고, 또한 로마의 운동선수들은 정력을 유지하기 위해 마늘을 수시로 먹었다고 한다.

유럽인에게 마늘은 옛날부터 만능 약으로 알려져 있다. 고대영국 웨일즈 지방에는 "3월에 마늘을 먹고 5월에 야생마늘을 먹어라. 그러면 일년 내내, 의사가 할 일이 없을 것이다"라는 시가 있을 정도이다.

특히, 중세에 크게 유행한 결핵과 페스트의 치료약으로 마늘이 사용되어 상당한 효과를 거뒀다. 이것을 계기로 마늘이 악마를 쫓는 힘이 있다고 믿어 출입문에 장식하는 풍습이 생겼고 지금도 액막이용으로 사용하는 지방이 있다.

잠깐 위에서 페스트 이야기를 했는데, 이 병은 유럽인구 1/3에 해당하는 사람의 목숨을 앗아갔을 정도로 무서운 병이다. 1722년 프랑스 마르세이유에서 페스트가 크게 유행할 때, 그 당시 사람들은 마늘을 포도주에 넣어 2주간 두었다가 그 추출액을 온 몸에 바르고 마셨다고 한다. 페스트의 공포에서 중세 유럽인을 구해준 것은 바로 마늘이었다.

또 슈바이처 박사는 아메바성 이질에 마늘이 효과가 있다고 했다. 제1차 세계대전에서는 부상병의 상처가 덧나는 것을 막기 위해 마늘을 외용약으로 사용했다고 한다.

많은 독자에게 사랑받은 《살며 사랑하며 배우며》의 저자 레오 버스카글리아는 이태리 태생인데, 어렸을 때 잔병치레를 하도 많이 해서 어머니가 마늘을 실에 꿰어서 목걸이를 만들어 목에 걸고 다니게 했다고 한다.

1960년대 루즈벨트 미국 대통령의 부인인 일리노어 여사는 80세를 넘어서까지 건강하게 활동했는데, 그 비결이 바로 마늘이라고 밝혀서 한때 미국에서는 마늘 붐이 일기도 했다.

93세의 장수를 누리면서 노익장을 과시했던 등소평이 즐겨먹은 음식 가운데 하나가 바로 마늘이었다고 한다.

중국에서는 북부지방 사람들이 초마늘을 많이 먹고, 북부지방은 남쪽지방에 비해 추위가 심하기 때문에 몸을 따뜻하게 하기 위해서 가을부터 겨울까지 마늘을 먹는다. 또 환절기에도 컨디션을 조절하고 감기를 예방하기 위해 많이 먹는다.

우리나라 사람이라면 누구나 마늘을 매일 끼니마다 먹는다고 할 수 있다. 우리나라 음식에는 대체로 마늘이 들어가기 때문이다. 마늘을 양념으로 넣지 않으면 음식의 맛이 살지 않을 정도이다.

특히, 우리나라에서 마늘을 상복한 사람들은 특별한 계층이 아닌 일반 서민들이었다. 〈조선일보〉 이규태 칼럼을 보면, 서울역에서 짐을 나르던 지게꾼들은 손님 기다릴 때 마늘을 까먹었고, 또 무거운 등짐을 지고 가던 지게꾼이 아무런 가책 없이 남의 밭 풋마늘을 뽑아 씹고 가곤 했다는 내용이 나온다. 먹어서 가장 빨리 힘이 되는 것이 바로 마늘이기에 한국인의 힘과 마늘의 함수와의 관계를 가늠케 해준다고 했다.

우리나라에 염병이 번지면 엮은 마늘 두릅을 사립문이나 방문 앞에 주렁주렁 내어 걸었다고 하는데 이것도 마늘의 항균효과 때문이다.

2002년 월드컵 때 우리 민족이 응원하면서 보여준 열정과 정열은 전 세계인들을 깜짝 놀라게 만들었다. 특히 일본인들이 우리나라 사람들의 일치된 모습을 무척 부러워했다고 한다. 그 즈음에 우리 학회에서 일본인 교수를 한 분 초청해서 강의를 들은 적이 있다. 그 교수는 월드컵 응원에서 보여준 한국인의 열정과 정열 에너지는 마늘과 고추에서 온 것

같다고 했다. 그래서 일본인들, 특히 젊은이들이 한국인과 같은 정열을
얻기 위해 고추와 마늘을 많이 찾았다는 이야기를 해주기도 했다.

마늘에 관한 오해

마늘을 먹고 건강하려면 꾸준히 먹어야 하는데, 알리신의 맛과 냄새
가 너무 강해 먹지 않는 사람도 많다. 그래서 생마늘을 그대로 먹을 것
인가, 알약처럼 만들어 먹을 것인가, 신선한 마늘과 오래된 마늘, 냄새
가 남아 있는 마늘과 탈취마늘 등 어느 것을 먹을 것인가에 대한 의견이
분분하다.

마늘은 익혀먹기보다 가능하면 생마늘로 먹어야 좋다는 의견도 있
다. 하지만 마늘의 성분 중 가공 과정에서 만들어지는 성분도 많고, 또
변하지 않는 성분들이 다양한 효과를 나타내기 때문에 생으로 먹는 것
만 좋다고 할 수 없다.

더구나 알리신(allicin)은 자극성이 심하므로 많이 먹을 경우에는 위
장과 점막이 상할 수도 있다. 생마늘만 효과가 있다고 생각하는 사람들
이 이를 지나치게 많이 먹고 위에 탈이난 것을 많이 봤다. 생마늘을 먹
을 때는 반드시 주의해야 한다. 앞서 언급한 것처럼 마늘에는 몸에 좋
은 성분이 많이 들어 있기 때문에 익혀 먹어도 괜찮다.

결론을 내자면 마늘은 어떤 형태로 먹더라도 면역력을 키우고, 암을
예방하며, 독소를 빼내고, 콜레스테롤을 떨어뜨리는 기능을 갖고 있다.

마늘, 진실 혹은 거짓

사람들이 잘못 알고 있는 마늘 상식에 대해 정리하고 넘어가자. 문제를 읽고 답을 한번 체크해보자. 평소 얼마나 정확하게 알고 있었는지 알아보자.

1. 싹이 나도 괜찮다 vs 싹이 난 것은 별로다

마늘을 수확하고 190일이 지나면 호흡율이 늘어나고 중량이 줄어든다. 싹이 자라기 위해 마늘에 있던 영양분을 이용하기 때문에 매운맛이 감소된다. 마늘의 수분도 싹이 자랄수록 줄어들고 영양분도 줄어든다. 마늘의 수분과 영양분은 온도가 높을수록 빨리 없어지기 때문에 저온에서 보관해야 한다. 마늘을 저온에서 보관하면 중량감소, 부패, 발아율이 확 줄어든다.

저장해서 싹이 난 마늘은 아미노산이 늘어나고 수분이 줄어들어 매운맛이 없어지기 때문에 싹이 난 마늘은 좋다고 할 수 없다.

그렇지만 싹이 난 마늘이 독성을 띠는 것은 아니다. 마늘은 싹까지 다져서 요리해서 먹어도 된다. 중국에서는 마늘 싹을 요리 재료로 쓰고 있을 정도다. 그렇다고 싹을 키우느라 영양분을 잃어버릴 필요는 없을 것 같다. 싹이 난 마늘은 별로다.

2. 녹변이 되면 꽝이다 vs 괜찮다

저온에서 장기 저장하면, 마늘이 싹을 형성하는 과정에서 효소가 싹을 틔우기 위해 엽록소를 모으면서 녹변이 일어난다. 수확 1개월된 마늘은 녹변현상이 거의 없지만 장기간 저장한 마늘을 가공 보관하면 녹변이 날 가능성이 높다. 다져서 보관할 경우에 더욱 녹변현상이 잘 일어난다고 한다. 혹은 마늘에 들어 있는 알리신과 철(Fe) 성분이 결합해서 황화철이 생성되어 녹변현상이 생기기도 한다.

녹변현상은 마늘의 효소 작용으로 생긴다. 마늘을 저온 저장할 경우 휴면기에 들어갔던 효소가 밖으로 나오면서 활성화되어 마늘 색깔이 변한다. 녹변현상이 나타나도 마늘 성분 자체는 파괴되지 않으며 인체에 전혀 해롭지 않다.

마늘의 녹변현상은 3~4월에 유통되는 저장마늘을 가공, 보관할 경우 나타날 가능성이 높다. 녹변현상을 방지하기 위해서는 상온저장을 피하고, 특히 pH 5 이하에서는 녹변현상이 일어나지 않으므로 마늘을 다질 때 식초를 조금 첨가하면 변색을 막을 수 있다.

다진 마늘이 가끔 녹색으로 변해서 소비자들을 불안하게 만들기도 한다. 색이 변한 마늘은 마늘 조직 내의 효소작용 때문에 생긴 현상으로 먹어도 몸에는 해가 없다. 마늘은 녹변이 되어도 괜찮다.

3. 구우면 효과가 없어진다 vs 괜찮다

마늘 냄새를 내는 원인은 알리신이다. 마늘을 자르거나, 갈아서 산소와 접촉하면 효소 알리나제가 작용해서 알린이 알리신으로 변해 강한 마늘 냄새가 생긴다. 그런데 알리나제는 열에 약해서 끓이거나 구우면 파괴된다. 그래서 마늘을 익힌 다음에는 냄새가 나지 않는다.

구운 마늘은 냄새만 없어지고 영양성분은 별로 영향을 받지 않는다.

마늘을 불에 구우면 강한 맛이 중화된다. 특히 마늘을 구우면 진한 액이 나오는데 이 액은 깨진 유리도 붙일 수 있을 정도로 강하다. 마늘은 구워 먹어도 괜찮다.

4. 마늘 입 냄새는 없어진다 vs 지속된다

마늘의 입 냄새를 줄일 수 있는 가장 효과적인 방법은 녹차 잎을 씹는 것이다. 녹차의 후라보노이드 성분이 냄새를 없애는 기능을 갖고 있기 때문이다. 양치질로 마늘 냄새를 없애려 할 때는 혀의 위와 아랫부분을 닦는 게 좋다. 땅콩이나 껌, 우유, 김 등도 마늘 냄새를 약화시켜 줄 수 있다.

하지만 마늘 냄새는 조금만 먹어도 많이 나기 때문에 음식이나 보조 수단으로 없어지지 않는다. 시간이 흘러 없어지는 것을 제외하면 냄새를 없앨 수 있는 방법은 없다. 마늘 냄새는 지속된다.

5. 생마늘은 많이 먹어도 좋다 vs 조금씩 먹어야 한다

마늘을 먹을 때는 지나치게 먹으면 안 된다. 또 몸의 상태에 맞게 먹어야 하며, 생마늘의 경우 1일 1쪽 정도가 좋다. 마늘을 많이 먹으면 위궤양, 빈혈이 생기고, 소변이 탁해지고, 피로해진다.

특히 마늘의 매운 성분은 공복에 먹게 되면 위벽에 상처를 낼 수 있기 때문에 조심해야 한다. 마늘의 살균작용이 강하기 때문에 위에 병이 있거나 공복 상태에서 먹으면 탈이 날 수 있다. 따라서 위나 간이 나쁜 사람은 마늘을 생으로 먹지 말아야 하고, 건강한 사람도 생마늘을 3쪽

이상 먹지 않아야 한다.

적당한 양을 꾸준히 먹으면 마늘의 소화촉진작용으로 위장이 강해질 수 있다. 생마늘은 하루에 1쪽 정도가 적당하다.

6. 마늘은 품종별로 효과가 다르다 vs 효과는 비슷하다

시장에서 유통되는 마늘의 종류로는 논마늘 · 밭마늘 · 육쪽마늘 · 백마늘 · 통마늘 · 쪽마늘 · 깐마늘 · 장손마늘 등이 있다.

마늘은 재배 역사가 오래된 만큼 수없이 많은 품종들이 있다. 마늘은 심는 장소와 시기, 속대가 자라는 정도 및 비늘줄기에 들어 있는 마늘쪽수 등으로 구분하고 있다. 열대지방에서는 잎을 주로 쓰기 때문에 잎으로 품종을 나누기도 한다.

현재 기술발전과 토지개량 등으로, 충분한 수량을 올릴 수 있고 포함되는 약효성분도 비슷해지고 있다. 최근 일본, 중국, 미국에서 만들어진 마늘과 국내 마늘 성분을 비교해 봤지만 차이는 없었다. 또한 중국산 소형의 품종이라도 보통 마늘과 같은 성분이 포함되어 있음을 확인할 수 있었다.

이렇게 마늘은 품종별로 효과는 비슷하나 종류에 따라 쓰임새가 다르다. '소인편종'은 흔히 육쪽마늘로 알려져 있으며, 우리나라에서 양념으로 많이 사용한다. '다인종편'은 여러 쪽 마늘로 인편을 싸고 있는 층이 엷은 적색으로 매운맛이 강하고 김장용으로 많이 쓰인다. '장손마늘'은 껍질이 연하고 마늘쪽이 10여 개 이상이라 작고 쓰기 불편하여, 마늘장아찌를 담그는데 적당하며 잎을 많이 이용한다. 우리나라에서 한지형 마늘은 저장성이 좋고 매운맛이 강하다. 난지형 마늘은 조생 다수성이며 매운맛이 독특하다. 마늘은 품종별로 효과는 비슷하다.

지금까지 마늘에 대해 알아 보았다. 그 중에는 독자가 이미 알고 있던 사실도 있겠지만, 새로 알게 된 사실이 더 많을 것이다. 그러면 이제 마늘을 어떻게 먹어야 하는지 알아보자.

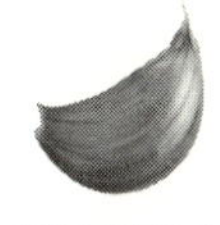

CHAPTER 04

내 몸을 살리는 마늘식이요법

대부분의 식품과는 달리 마늘을 가열하거나 조리 가공하는
동안에 신비한 일이 일어난다. 불에 익힐 때 생마늘에 존재하지 않던
영양물질이 죽순처럼 단계적으로 형성되기 때문이다. 이때
수많은 화학반응이 일어나서 원래 성분과는 다른 황화합물이 생기게 된다.

내 몸을 살리는 마늘식이요법

지금까지 우리는 제2장에서 마늘이 고칠 수 있는 질병은 어떤 게 있는지, 그리고 제3장에서 마늘 관련 이야깃거리를 알아보았다. 앞부분에 평소 많이 사용하지 않는 말이 많았기 때문에 책장이 쉽게 넘어가진 않았을 것이다.

중간에 책을 읽다가 싫증도 나고 그랬을 텐데, 그런 것을 참을 수 있어야 한다. 그렇게 간단한 고비를 극복하지 못할 사람이라면, 병을 이길 생각은 아예 하지 않는 게 차라리 속편하다. 노력도 전혀 하지 않고 병 나을 생각하면 병이 나을까? 당연히 그렇지 않다. 노력도 안 하고 욕심만 부리는 사람은 그 욕심 때문에 본인만 스트레스에 시달린다. 오히려 이게 병을 키운다.

방바닥에 앉아서 책장 넘기는 일처럼 간단한 일이 또 어디에 있겠는가. 그걸 힘들고 어렵고 복잡하다고 말한다면 이 세상에서 할 수 있는 일은 하나도 없다. 예전에 한 사내가 건강서를 읽더니 복잡하고 어렵다고 불평을 했다. 그래서 그 책을 한번 넘겨봤다. 책이 정말 어렵고 복잡한 내용일 수도 있으니까. 그런데 책은 정말 중학생도 읽을 수 있을 정도로 쉽게 되어 있었다. 그걸 어렵다고 하니…. 그 사내는 여전히 자기 병을 치료하지 못하고, 불평만 잔뜩 늘어놓고 살고 있다.

지금부터는 마늘 먹는 방법을 소개할 것이다. 어떻게 보면 제2장과 제3장보다 더 중요한 내용이다. 정보를 알고 있다고 건강이 좋아지는 것은 아니기 때문이다. 제4장부터는 마늘을 먹고 건강을 좋게 만들 수 있는 실질적인 이야기를 하겠다.

마늘 효과를 최대한 살리는 조리법

마늘은 껍질을 까고 다진 다음 10분 정도가 지나면 알리신과 설파이드 등 활성성분과 항암성분이 많이 생긴다. 따라서 마늘을 다진 다음 효소작용이 일어나도록 몇 분 정도 기다리는 것이 좋다. 그러면 효소에 의해 알리신과 설파이드가 생기기 때문이다.

알리신은 휘발성이고 불안정하여 그 다음 단계인 설파이드 성분으로 바뀌게 된다. 설파이드가 생기면 설파이드 성분들은 열에 의해 또 다른 유사한 설파이드 성분이나 아조엔, 디티인 등의 성분이 된다. 이 성분들은 항혈전, 항암 등의 효능이 강한데 가열해도 괜찮다. 마늘은 다진 후 10분 정도 두어야 효소가 활발히 작용하게 되어 알리신과 설파이드 등 유효성분이 가장 많아진다. 따라서 마늘을 열처리하기 전에 가공하는 것이 좋다.

대부분의 식품과는 달리 마늘은 가열하거나 조리 가공하는 동안에 신비한 일이 일어난다. 불에 익힐 때 생마늘에 존재하지 않던 영양물질이 죽순처럼 단계적으로 형성되기 때문이다. 이때 마늘에는 수많은 화학반응이 일어나서 원래 가지고 있던 성분과는 완전히 다른 다양한 황화합물이 생기게 된다. 이와 더불어 비황화합물도 생겨 마늘의 가치를 더 높여주게 된다.

또 이렇게 익혀 먹는 것이 마늘의 독성을 완화시켜 주는 안전장치가 되기도 한다. 따라서 익혀먹는다고 해서 생마늘에 비해 효능이 떨어진다고 볼 수 없다.

마늘은 수많은 요리에 양념으로 쓰이는데, 대부분 끓이고, 굽고, 식초에 절이거나 숙성시켜 쓴다. 마늘의 이런 이용은 만국 공통이다. 익혀먹는 과정에서 우리 몸에 유익한 화학물질들이 만들어지기 때문에 조리하여 먹는 것이 생으로 먹는 것보다 절대 뒤지지 않는다.

우리나라에서는 조리할 때 거의 모든 종류의 음식에 마늘을 넣는다. 생채, 나물, 소스, 김치 등에는 생으로 쓰지만, 특히, 국, 찌개, 전골, 불고기, 찜, 조림, 구이 등에는 익혀서 먹는다.

마늘을 통째로 고기 구울 때 프라이팬에 구워 먹어도 좋고, 잘게 다져서 고기, 생선, 나물의 양념이나 라면, 국수, 파스타 등의 풍미를 더해주는 향신료로 이용해도 좋다. 마늘은 익히거나 다른 식품과 함께 조리하여 먹는 것이 바람직하다.

우리나라뿐 아니라 중국, 이탈리아, 스페인, 프랑스 등 전 세계 요리를 보더라도 마늘을 조미 또는 향신료로 쓰는 요리법을 많이 발견할 수 있다. 이 요리법 대부분은 조리하거나 가공과정을 거친다. 끓이고 굽거나 생마늘을 그냥 얇게 저미거나, 다지고, 갈아서 쓰는 경우가 많다. 마늘은 전 세계적으로 많은 사람에게 광범위하게 이용되므로 평소 우리의 식생활에서 적극적으로 이용하자.

생마늘 vs 익힌 마늘

마늘을 생으로 먹을 때, 매운맛을 내는 알리신을 직접 먹을 수 있다. 그런데 알리신은 자극성이 강해 위장에 들어가면 장벽의 손상을 일으키기도 하는데, 알리신 때문에 위장점막에 출혈이 일어나기도 한다. 따라서 생마늘을 한꺼번에 많이 먹어서는 안 된다.

한편, 알리신은 위장에서 소화되고 장벽을 통해 혈액 속으로 흡수된 다음 행방이 묘연해진다. 무슨 말인고 하니 마늘을 먹은 다음 혈액을 분석해 보면 알리신이 나타나지 않는다는 말이다. 그래서 최근에 연구된 결과에 의하면, 현재까지 알려진 알리신의 다양한 효능이 어쩌면 다른 성분 때문에 생길지도 모른다는 의견이 있다. 그만큼 알리신은 불안정하고 다른 화합물로 쉽게 변하기 때문에 연구가 매우 어렵다.

S-알릴시스테인이라는 함황성분이 마늘의 다양한 효능을 일으킨다는 연구결과가 상당히 많은데, 이 성분은 가열해도 분해되지 않는다.

S-알릴시스테인은 냄새가 없고 매운맛도 나지 않는 황화합물이다.

마늘 중의 스코르디닌, 셀레늄, 게르마늄 등의 성분은 열에 강하기 때문에 마늘을 익혀도 계속 존재한다. 또 가열하면 알리신이 열에 의해 설파이드 유도체로 바뀌고, 설파이드도 역시 불안정한 성분이므로 디티인, 아조엔 등의 성분으로 바뀐다.

이들 성분은 항혈전효능이 크다. 따라서 가열을 했다고 해서 마늘의 효능이 모두 사라지는 것은 아니다. 알리신 성분에 의한 항균성은 사라지나 다른 효능 예를 들면, 설파이드에 의한 항암 · 아조엔에 의한 항혈전 등 심혈관계 질환에는 효능이 더 좋아진다.

그렇다면 마늘의 영양을 보호하는 방법을 하나 알아보자. 마늘을 요리할 때는 물보다는 기름을 사용해서 조리하는 것이 좋다. 마늘의 설파이드성분이 기름에 녹아서 손실이 줄어들기 때문이다. 마늘 특유의 냄새성분은 휘발성이 있어서 공기 중으로 날아가 버린다. 자극적인 냄새를 내는 설파이드나 알리신은 적은 양으로도 사람의 후각을 자극하는데, 매우 자극적이라고 느껴도 실제 양은 적다. 때문에 마늘의 휘발성분이 손실되는 양은 그리 많지는 않으나 기왕이면 이들까지 고스란히 먹는 것이 좋다.

우리나라 전통음식을 만들 때 보면, 나물 볶을 때 기름을 두르고 다진 마늘을 넣을 때가 있다. 내 개인적인 생각으로는 우리 선조들이 위의 사실을 알고 한 것은 아닌 것 같다. 이 요리법은 우리 선조들의 지혜가 얼마나 과학적으로 영양을 보존하는지 증명하는 사례가 될 것이다.

그림으로 보는 마늘의 항산화 능력

마늘의 항산화력이 어떻게 달라지는지 분석한 실험이 있다. 그 결과를 한번 보자. 1위는 생마늘이었고 2위는 마늘장아찌, 3위는 기름에 볶

▶ 시간이 지날수록 항산화 능력이 감소한다.

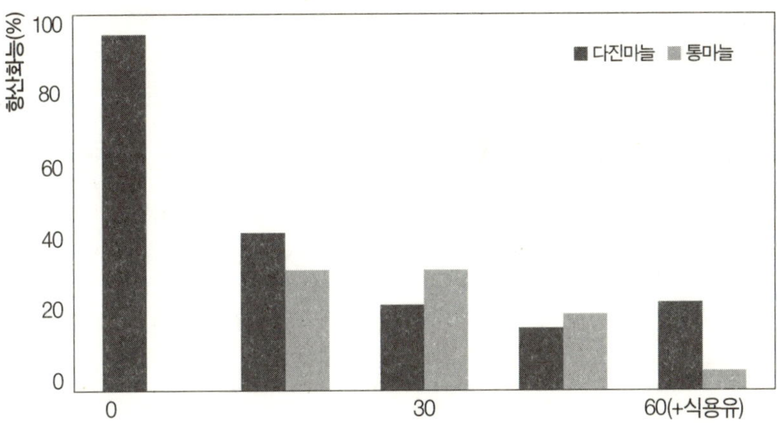

▶ 마늘의 가공형태가 달라도 항산화능력은 일정 보장된다.

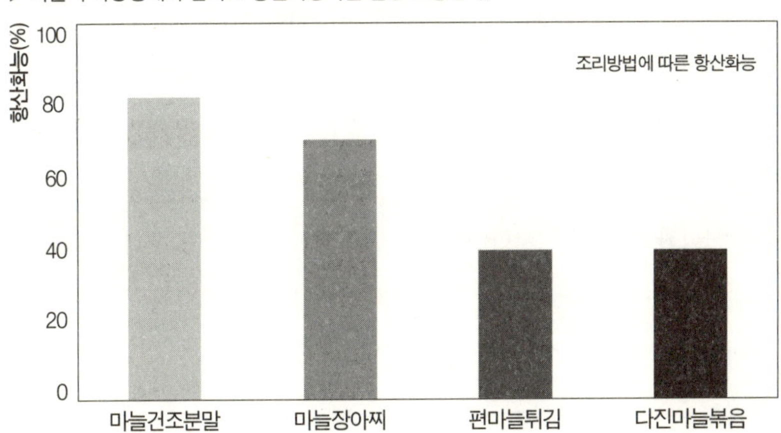

은 다진 마늘, 4위는 다진 마늘과 물, 기름을 함께 넣고 가열한 경우, 5위는 삼계탕처럼 통마늘을 물과 기름에 넣고 가열한 경우였다. 특히 삼계탕처럼 통마늘을 그대로 넣고 가열한 마늘에서는 항산화력이 감소한 것으로 나타났다.

내 몸을 살리는 마늘영양밥

백문이 불여일견(百聞不如一見)이라는 말이 있다. 한번 보는 것이 백번 듣는 것보다 못하다는 말이다. 배움의 중요성을 강조할 때 많이 나오는 말인데, 이 말을 조금 고치면 이곳에서도 쓸 수 있을 것 같다.

이름하야, 백견불여일식(百見不如一食)이라. 백견이 불여일식이라 하면, 백번 보는 것보다 한번 먹는 것보다 못하다는 말이다! 정말 그렇다. 머리로만 아는 것은 아무 소용없다고 말했던 것처럼 먹지 않으면 병이 고쳐지지 않는다.

여기까지 읽었는데도 머리로만 이해하려는 독자가 있으면 안된다. 아무리 멋진 생각을 하더라도 행동하지 않으면 달라질 게 아무 것도 없기 때문이다. 이제는 마늘이 좋다는 말은 충분히 보고 들었으니 직접 한번 먹어 보자.

마늘 관련 조리법은 다양한데, 제4장에서는 마늘이 중심이 되는 방법을 소개할 것이다. 마늘영양밥, 마늘장아찌, 마늘초절임 등이 바로 그것이다. 다른 조리법은 제5장을 참고하자.

마늘 영양밥

포 인 트 앞서 여러 차례 나왔다시피 통마늘을 익히면 매운맛과 냄새가 나지 않는다. 동시에 건강을 지킬 수 있는 여러 성분이 들어 있기 때문에 마늘영양밥은 단점은 없애고 장점은 극대화시킨 요리법이다.

마늘을 통째로 넣어서 찌면 질퍽하고 흐물거리는 느낌이 난다. 젊은 여성들은 치즈처럼 으깨지는 느낌이라며 대체로 좋아하던데, 거부감을 갖고 있는 사람도 있다. 이런 느낌이 싫다면 다져서 기름에 볶은 후 쌀을 넣고 고슬고슬하게 밥을 지어도 좋다. 마늘영양밥은 마늘에 부족한 필수지방의 공급을 위해 잣과 식용유를 사용하고, 마늘의 물컹한 질감과 대조를 이루게 대추와 은행도 넣는다. 특히 대추와 밤의 단맛과 잣의 고소한 맛이 마늘영양밥의 맛을 더해준다. 특히 은행의 씹히는 쫄깃한 질감은 입안의 느낌을 더욱 좋게 해준다. 쌀에 부족한 비타민 B_1과 유황함유 필수아미노산을 마늘로 보충하고, 전분이 주성분인 밥이 체내에서 대사되어 에너지를 내려면 비타민 B_1이 꼭 필요하므로 쌀밥과 마늘은 찰떡궁합이다. 차조의 각종 비타민과 미네랄까지 쌀밥에 부족한 영양소를 보충해준다.

재   료 쌀 2컵, 마늘 7개, 은행 10알, 대추 5개, 밤 6개, 잣 1작은술, 차조 3큰술, 물 2$\frac{2}{3}$컵, 식용유 1큰술

*양념장 : 간장 1큰술, 깨소금 1 작은술, 참기름 1작은술, 고춧가루 1작은술, 양송이버섯 1개(곱게 다진 것)

만드는 법 ① 쌀은 30분 정도 미리 불려둔 후 물기를 뺀다. 쌀을 담갔던 물은 밥물로 사용한다.

② 마늘은 꼭지를 떼고 곱게 다진다. 또는 꼭지 뗀 마늘을 통째로 사용한다.

③ 은행은 팬에 볶아 껍질을 벗긴다.

④ 밤은 껍질을 제거하고 2등분한다.

⑤ 대추는 씨를 발라 2등분한다. 솥에 식용유를 두르고 마늘을 볶다가 여기에 ①의 쌀을 넣어 마저 볶는다. 여기에 밤, 차조, 은행과 1의 쌀을 담갔던 물을 2$\frac{2}{3}$컵 넣어 밥을 짓는다. 대추와 잣을 넣고 뜸을 들인다.

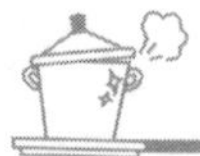 **단호박 마늘 영양밥**

포 인 트 단호박은 마늘과 쌀밥에 부족한 캐로틴과 비타민 A가 풍부하여 항산화, 항암작용을
더욱 높여준다.

재　　료 찹쌀 1컵, 마늘 5개, 은행 10알, 대추 3개, 밤 5개, 잣 1작은술

만드는 법 ① 찹쌀은 씻어서 충분히 불린다.

② 마늘은 꼭지를 떼고 얇게 편으로 썬다. 팬에 식용유를 1작은술 두르고 마늘을 노
릇노릇한 갈색이 나도록 잘 볶아둔다.

③ 은행은 팬에 볶아 껍질을 벗긴다.

④ 밤은 껍질을 제거하고 2등분한다.

⑤ 대추도 씨를 발라내고 2~3등분한다.

⑥ 단호박은 윗부분을 동그랗게 오려 뚜껑을 만들고 속은 파낸다.

⑦ 찹쌀에 밤을 넣어 찜통에 담고, 소금물(소금 1작은술+물 $\frac{1}{2}$컵)을 끼얹어 40분간
찐다. 찹쌀이 다 쪄지면 볶은 마늘, 은행, 잣, 대추를 넣어 고루 잘 섞는다.

⑧ 단호박에 ⑦을 넣은 후 단호박 뚜껑을 덮어 오븐에 굽는다(230℃, 40분).

1년 건강을 지켜주는 마늘장아찌

마늘은 가까이 두고 매일 먹는 것이 가장 좋다. 가정에서 만들 수 있
는 마늘 저장가공품은 마늘장아찌와 초절임이 있다.

마늘이 많이 나오는 6월 말부터 1년 먹을 양을 구입하여 가정에서
만들어 필요할 때마다 먹자. 아무리 몸에 좋다고 해도 먹지 않으면 몸
이 좋아지지 않는다.

마늘장아찌는 익히지 않고도 마늘의 효과를 유지할 수 있는 조리방법이다. 생마늘이 효능 면에서 우수한 것이 사실이지만 자극성이 너무 강해 위장을 상하게 할 수도 있다. 또 다른 조리법과 달리 한 번에 많이 먹을 수 없다는 것이 단점이다.

그런데 영양학적으로 생마늘과 가장 유사한 것이 있다면? 바로 마늘장아찌가 그렇다. 마늘장아찌가 건강에 좋은 이유는 설파이드 함량이 생마늘 보다 많기 때문이다.

생마늘과 발효 마늘은 비슷한 정도의 설파이드가 있었고 굽거나 가열 조리한 마늘은 설파이드 함량이 낮았다. 마늘장아찌는 생마늘보다 항산화력은 약하지만 설파이드 함량은 우수했다.

마늘을 다져볶는 스파게티나 스테이크소스 등 서양식 조리법에 비해 한국 고유의 마늘장아찌가 마늘의 효과를 높이는 조리법이라고 할

▶ 마늘과 마늘장아찌의 영양소 비교

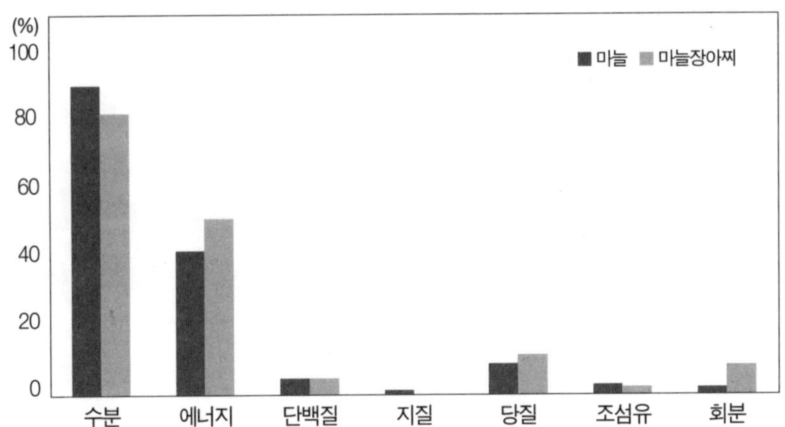

수 있다. 김치를 이용한 발효 마늘 역시 마늘장아찌만 못했지만 생마늘과 비슷한 설파이드 함량을 보였다. 옛날부터 마늘장아찌와 김치로 마늘을 먹은 우리 선조들의 지혜에 새삼 감탄하지 않을 수 없다. 건강을 생각하는 사람이라면 식사 때 밑반찬으로 마늘장아찌를 매일 먹을 것을 권하고 싶다.

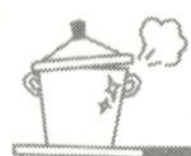

마늘장아찌

포 인 트 마늘의 수확기에 많이 구입하면 가격도 싸고 영양상태가 좋다. 이런 마늘을 사서 1년 정도 먹을 수 있도록 보관하는 것이 현명한 방법이다.

장아찌를 담글 마늘은 하지(夏至) 전에 캔 것으로 껍질이 연한 것이 좋다. 껍질과 대에 푸르고 붉은 빛이 약간 도는 것으로 장아찌를 담그면 맛있다. 마늘장아찌는 여러 해 두고 먹을 수 있으며, 오래 묵을수록 맛이 순해진다. 속껍질이 붉은 마늘은 간장으로, 흰 마늘은 소금물로 담그는 것이 좋다.

장아찌에는 식초가 반드시 들어간다. 식초에는 살균작용이 있다. 장기보존도 가능하게 해준다. 입맛 없는 무더운 여름철에 상큼한 맛으로 식욕을 돋우어준다. 피로물질을 대사시켜 피로를 회복하게 해준다. 마늘에는 비타민, 미네랄, 단백질, 당질 등이 풍부하며, 식초와 궁합도 잘 맞는다. 식초와 마늘을 함께 먹으면, 면역력을 높이고 체질이 좋아져 아토피, 천식에도 효과가 있다. 건망증과 치매까지 예방하는 것이 가능한 이상적인 건강식품이라고 할 수 있다.

만드는 법 식초로 담글 때:

① 껍질이 얇고 쪽이 실한 육쪽마늘을 통째로 50개 준비한다. 대를 1~2cm 정도 남기고 자른다. 뿌리를 떼어내고 다듬는다.

② 겉껍질을 한 겹 벗기고 깨끗이 씻어서 물기를 뺀다. 소금 1컵에 물 5컵을 섞어서 붓는다. 마늘이 삭아서 매운맛이 빠지면 건져서 물기를 뺀다.

③ 삭힌 마늘을 항아리에 차곡차곡 담는다. 식초 2컵, 설탕 1컵, 물 5컵을 섞어 끓여서 식힌 다음 항아리에 붓는다. 입구를 단단히 봉하여 서늘한 곳에 둔다. 일주일 후 물만 따라내어 끓인 후 식혀서 다시 항아리에 붓는다. 같은 식으로 몇 차례 반복한다.

간장으로 담글 때:
① 소금물 대신 식초 3컵을 붓고 마늘이 잠기도록 물을 더하여 3~5일간 삭힌다.
② 마늘의 매운맛이 빠지면 식초물은 따라낸다. 간장 5컵에 식초 $\frac{1}{2}$컵과 설탕 $\frac{1}{2}$컵을 섞어 끓인 다음 식혀서 양념간을 만든다.
③ 삭힌 마늘에 양념간장을 붓는다. 입구를 밀봉하여 서늘한 곳에 둔다. 일주일 후 간장을 따라내어 끓여서 식힌 후 다시 붓는다. 이 과정을 2~3차례 반복한다. 3개월이 되면 맛있게 먹을 수 있는데, 반년~1년 정도 두는 것도 맛이 좋다. 잘 보존하면 2~3년도 즐길 수 있다. 마늘장아찌를 담근 간장도 부드럽고 좋은 맛이 난다.

건강지킴이 마늘절임

마늘은 다른 채소를 절일 때와 마찬가지로 소금, 식초(현미초·흑초 등), 설탕(백설탕·흑설탕), 꿀, 된장, 간장, 술 등 다양한 방법으로 절일 수 있다.

마늘도 신선한 상태를 그대로 사용하거나 익혀서 사용할 수 있다. 또 마늘을 익히는 방법은 전자레인지에서 익히거나 절임물을 끓여서 붓는 방법 등 다양하다.

여기서는 흑로를 사용한 방법을 대표로 다루고 있는데, 개인의 입맛이나 취향에 따라 간편하게 만들어 먹어도 무방하다.

포 인 트　흑초는 혈압, 콜레스테롤치, 중성지방치, 혈당치를 억제하여, 동맥경화, 뇌경색, 심근경색, 비만 등을 예방하는 효과가 있다. 이 같은 흑초는 초산, 유산, 구연산, 사과산, 비타민 B_1, B_2, B_6, B_{12}, 니코틴산, 판토텐산 등의 수용성비타민이 들어있다. 또 마그네슘과 칼슘, 철 등의 미네랄, 아미노산이 일반 시장에서 판매하는 식초와는 비교가 안 될 만큼 많이 들어있다.

재　　료　마늘 500g, 식초 1L, 흑설탕 25g, 소금 10g

만드는 법　1 마늘을 깐 후 알이 큰 것은 잘 절여지도록 반으로 자른다.

2 자른 마늘은 물에 잘 씻은 후 5% 소금물에 2일간 절이고 물기를 뺀다.

3 마늘을 밀폐용기에 넣고 식초(필자는 현미식초를 권한다)를 마늘의 높이보다 조금 높게 넣는다.

4 마늘이 뜨지 않도록 돌로 눌러주고 뚜껑을 덮어 1주일 이상 두면 먹을 수 있으나 3개월 정도 지나야 제 맛이 난다.

5 기호에 따라 설탕, 흑설탕을 넣고 1주일 이상 두면 완성된다.

음식의 맛을 최고로 살리는 마늘 활용법

마늘은 우리 음식에서 빼놓을 수 없는 양념이다. 그런데 마늘의 매운맛이 불편할 때가 있다. 그렇다면 이것을 역이용 해보는 것은 어떨까. 마늘의 유황성분은 다른 음식의 단백질·지방과 잘 결합한다. 그래서 음식 특유의 나쁜 냄새를 없앤다. 마늘의 강한 맛을 사용해 음식맛을 살리는 방법을 알아보자.

찌개나 국 요리에는 이렇게

1. 채소가 주재료인 경우: 시금치, 배추 등으로 찌개나 국을 끓일 때
   는 마늘을 곱게 다져서 넣는다. 미리 넣으면 마늘의 향이 약해지므
   로 국물이 끓고 난 뒤 채소를 넣기 직전에 마늘을 넣는다.

2. 해물이 주재료인 경우: 해물찌개나 조림 양념장에 들어가는 마늘
   은 곱게 다진다. 다진 마늘을 찌개 양념장에 넣어 잘 섞은 후 육수
   를 붓고 한소끔 끓인 다음에 해물을 넣는다.

3. 조개류: 육수에 넣고 한 번 걸러내기 위해서는 저며 써는 것이 좋
   다. 조개를 넣기 전 육수에 넣고 끓여서 국물만 걸러낸 뒤 조개를
   넣고 끓인다.

4. 육류: 쇠고기에 곱게 다진 마늘을 넣고 참기름으로 볶는다. 고기
   에 마늘을 넣고 볶은 다음에 국을 끓인다.

반찬을 만들 때는 이렇게

1. 생채 · 겉절이: 주재료인 채소의 맛을 곱게 다져 넣어야 살릴 수
   있다. 오목한 그릇에 주재료를 담고 다른 양념과 함께 넣어 조물
   조물 무친다.

2. 나물 · 볶음: 다진 마늘, 마늘채, 저민 마늘 모두 다 가능하다. 재
   료를 넣기 직전, 기름에 마늘을 먼저 볶아 향을 낸다.

3. 생선구이: 저미거나 채로 썰어서 사용한다. 생선을 굽기 직전에
   칼집을 내어 저민 마늘을 끼우거나 마늘채를 올려서 함께 굽는다.

4. 생선조림: 저민 마늘은 곁들이 채소로, 다진 마늘은 양념으로 사

용한다. 저민 마늘은 팬에 한 번 구워서 불을 끄기 직전에 넣고 다진 마늘은 양념장에 넣어 활용한다.

5. 젓갈·장아찌무침 : 젓갈과 생마늘이 씹힐 수 있도록 채 썰거나 얇게 저며 넣는다. 참기름이나 다진 실파 등의 재료와 함께 넣고 무친다.

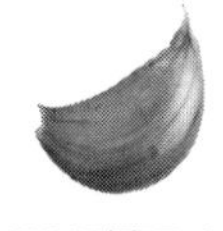

마늘의 효과를 두 배로 내는 음식궁합 요리법

함께 먹으면 좋은 음식들이 많다. 사람들은 대체로
맛으로 음식을 먹는데, 병을 치료하려면 그 관점부터 바꿔야 한다.
약으로 고칠 수 없는 질병도 음식만 잘 가려 먹으면
고칠 수 있다. 마늘과 궁합이 맞는 음식을 소개할테니 응용해보자.

마늘의 효과를 두 배로 내는
음식궁합 요리법

자연에서 난 먹을거리는 모두 몸에 좋다. 사과를 매일 먹으면 감기에 걸리지 않고, 토마토를 꾸준히 먹으면 남성의 정자 생산능력이 좋아져서 불임부부에게 좋은 결실을 줄 수 있다.

남녀사이나 직장 선후배 사이에 그런 것처럼 음식에도 궁합이라는 것이 있다. 그런데 궁합이 맞는 음식을 함께 먹으면 하나만 따로 먹을 때보다 더 좋은 효과를 본다. 반대로 궁합이 맞지 않은 음식을 먹게 되면 도리어 건강이 나빠지기도 한다.

이런 음식궁합을 유치원 학생들이 배우는 덧셈, 뺄셈 개념으로 설명해보면 어떨까? 궁합이 맞는 음식을 먹으면 하나만 먹을 때보다 더 좋은 효과를 보는 것이므로 원래 값보다 훨씬 큰 결과, 즉 1+1=4 이상의 결과를 얻게 된다. 반대로 궁합이 맞지 않는 음식은 먹어서 오히려 건강이 나빠지는 것이므로 마이너스, 즉 1 + 1 = - 2가 된다.

마늘을 먹을 때 이왕이면 서로 잘 어울리는 음식을 선택해서 자신의 건강에 보탬이 되도록 먹는 것이 훨씬 낫지 않을까?

앞서 제4장까지는 주로 마늘에 초점을 맞춰서 알아보았다. 그런데 이번 장은 음식의 궁합에 대해 다루고 있는 만큼 주제를 조금 더 확장해서, 마늘과 함께 먹으면 좋은 음식으로 범위를 확대해 보겠다.

마늘은 하나의 요리가 아니라 요리를 구성하는 양념이라는 인식이 훨씬 더 강하다. 그런 만큼 마늘과 함께 먹으면 마늘의 약리작용을 더 강하게 할 수 있는 음식궁합을 소개한다. 우리가 음식을 먹는 이유는 본질적으로 살기 위해서다. 하지만 어떻게 먹느냐에 따라서 건강이 확연하게 달라질 수 있다. 대표 증상별로 좋은 마늘 궁합 요리법을 수록해 두었으니 각자 상황에 맞게 요리법을 시도해보자.

동맥경화 · 혈관질환

동맥경화증이란?

동맥경화는 혈관 내벽에 기름성분이나 플라크가 끼어 혈관이 두꺼워지고 탄력을 잃어 혈액의 흐름이 원활하지 못하게 되는 상태를 말한다.

이 증상이 심해지면 협심증이나 심근경색, 뇌졸중 등을 일으킬 위험이 있다. 동맥경화는 고혈압, 고지혈증, 비만, 당뇨, 운동부족, 스트레스 등 때문에 일어난다. 따라서 싱겁게 먹고 동물성 지방과 알코올을 피하고 오메가3 지방이 풍부한 생선류와 채소류를 먹는 것이 좋다.

식이요법 팁

1. 곡류, 콩류, 과일 및 채소의 섭취를 늘린다.
2. 지방이 많은 육류나 내장류, 어란, 베이컨, 핫도그, 소시지 등을 피한다.
3. 어육류는 주로 생선과 살코기 종류를 이용한다. 모든 고기류는 껍질 및 보이는 기름을 제거하고 살코기만 사용한다.
4. 일반 우유와 치즈 등의 유제품 대신 저지방 우유, 또는 탈지우유와 그를 이용한 식품을 먹는다.
5. 포화지방산인 동물성 지방과 코코넛기름, 코코아 버터, 팜유와 이들을 이용한 식품인 커피 프림,초콜릿, 튀김음식, 케이크, 파이 등을 피한다.
6. 일반우유, 달걀노른자, 마가린이나 버터가 많이 들어간 빵류, 생크림 케이크 등을 피한다.
7. 마가린, 버터, 마요네즈대신 식물성 기름을 사용한다.

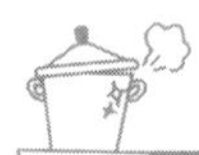

연어 마늘 고추장찜

Recipe

포 인 트　EPA, 식이섬유 + 마늘

어류에 많이 포함되어 있는 불포화지방산, EPA는 혈관에 혈전이 생기는 것을 예방해준다. 여기에 식이섬유가 콜레스테롤을 빨아들여 몸 밖으로 빼내고, 마늘 성분이 혈전을 녹여 동맥경화 예방에 매우 좋다.

| 재　　　료 | 연어 200g (한 도막), 양파 $\frac{1}{4}$개, 마늘 3개, 생 표고버섯 1, 쪽파 약간 |

* 양념: 마요네즈 1큰술, 고추장 2작은술, 후춧가루

| 만드는 법 | ① 연어 껍질을 제거하고 가운데 가로로 칼집 넣는다.

② 양파와 버섯은 채치고 마늘은 편으로 썬다.

③ 양념과 손질한 ②를 섞는다.

④ 연어가 싸일 정도의 호일을 잘라 바닥에 반 정도 채소를 놓는다.

⑤ 채소 위에 연어를 올리고 그 위에 남은 채소를 올린다.

⑥ 호일로 연어를 싸서 180도에서 20분 굽는다.

⑦ 호일을 열고 송송 썬 파를 올려 낸다.

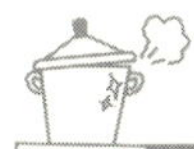

생표고버섯구이

Recipe

포 인 트　다당류, 구아닐산+마늘

표고버섯에는 면역을 증강시켜주는 레티난 등의 다당류가 풍부하여 항암작용이 뛰어날뿐 아니라 에리타닌성분이 혈압을 낮추어준다.

또 표고버섯에는 식이섬유가 풍부하여 변비에 좋을 뿐 아니라 혈중 콜레스테롤을 빨아들여 변으로 배설시켜주므로 동맥경화에 좋다. 고혈압 환자나 심장병 환자에게 좋은 구아닐산을 비롯한 동맥경화를 예방할 수 있는 물질이 많다. 구아닐산은 표고버섯의 맛을 내준다.

재　　　료　표고버섯, 마늘, 참기름, 소금

만드는 법　① 생표고버섯의 기둥을 떼어 낸다.

② 생표고버섯과 마늘을 알루미늄호일로 각각 싸서 180도에서 20분간 굽는다.

③ 호일을 벗기고 먹기 좋은 크기로 썬 후에 참기름에 소금을 넣은 소스를 곁들여 낸다.

고혈압

고혈압을 예방 · 치료하는 칼륨!!

칼륨은 몸속에서 혈압을 낮춘다. 그래서 고혈압에 효과가 좋다. 혈압을 올리는 대표 물질은 카테콜아민이나 안지오텐신 등이다. 그런데 이 물질은 스트레스를 받아도 몸속에서 증가하기 때문에 혈관벽을 수축시켜 혈압을 상승시킨다. 이때 혈액에 칼륨이 많으면 혈압이 올라가지 않는다. 또 칼륨은 고혈압의 원인이 되는 나트륨을 소변으로 배출시키기 때문에 고혈압인 사람은 평소에 칼륨이 많이 들어 있는 음식을 먹을 필요가 있다.

식이요법 팁

1. 정상체중을 유지한다. (BMI 18.5~24.5) 10kg 체중 감량시 5~20mmHg 수축기 혈압 감소 효과가 있다.

2. DASH diet 시작한다. 총지방과 포화지방을 감소시키고 과일 및 채소 섭취 늘리는 식사로 8~14mmHg 수축기 혈압 감소 효과가 있다.

3. 염분 섭취를 줄인다. 하루 소금 6g(2.4g소디움)이하로 줄일시 술 섭취를 조절한다. 2~8mmHg 수축기 혈압 감소 효과가 있다.

4. 신체 활동량을 늘린다. 하루 30분이상 빨리 걷기 와 같은 유산소 운동을 하면 4~9mmHg 수축기 혈압 감소 효과가 있다.

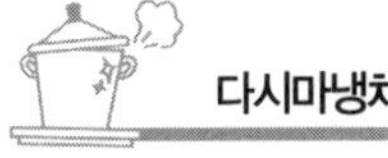

포 인 트　칼륨, 요오드 + 마늘

다시마는 칼륨 · 회분 · 요오드 등의 미네랄이 풍부한 알칼리성식품이다. 다시마에 함유된 끈끈한 점질물인 알긴산은 소화가 되는 성분이 아니라 변비에 좋고 정장작용을 하며, 혈압을 낮추는 작용도 한다. 또, 열량은 거의 없어 다이어트에도 좋은 식품이다.

재　　　료　다시마(사방 10cm크기) 8장, 콩나물 160g, 오이 1개, 게맛살 8줄, 레몬 $\frac{1}{2}$개, 마늘 겨자소스(마늘 4쪽, 붉은 고추 $\frac{1}{2}$개, 겨자가루 $1\frac{1}{2}$큰술, 설탕 2큰술, 식초 2큰술, 물 2큰술, 소금 약간)

만드는 법　1. 다시마는 젖은 가제로 잡티를 깨끗이 닦아내고, 콩나물은 머리와 꼬리를 떼고 끓는 물에 넣어 삶아낸다.

2. 오이와 게맛살은 5cm 길이로 채 썬다.

3. 레몬은 반달모양으로 얇게 썰어 놓고, 마늘은 껍질을 말끔히 벗겨 곱게 다진다.

4. 붉은 고추는 배를 갈라 씨를 털어 내고 곱게 다진다.

5. 갠 겨자 만들기 : 겨자가루는 동량의 더운 물에 되직하게 개어 김이 오르는 냄비 뚜껑 위에 10분 정도 엎어둔다. 이때 겨자가 따뜻하게 보온되면서 효소가 작용하여 겨자의 매운맛을 생성시킨다.

6. 냄비에 찬물을 붓고 다시마를 넣어 중불에 올려 끓기 시작하면 다시마를 곱자로 꺼내어 5cm 길이로 채 썬다.

7. 겨자소스 만들기 : 오목한 그릇에 적당한 분량의 다진 마늘 · 다진 고추 · 갠 겨자 · 설탕 · 식초 · 물 · 소금을 넣어 고루 섞는다.

8. 우묵한 큰 접시 가운데 마늘겨자소스를 종지에 담아 놓고, 가장자리에 빙 돌아가며 준비한 다시마채 · 콩나물 · 오이채 · 게맛살채를 돌려 담는다.

메밀전병채소쌈

포 인 트 루틴 + 트레오닌 + 마늘

메밀은 고혈압이나 동맥경화에 효과가 좋은데, 모세혈관을 튼튼하게 하는 루틴성분이 들어 있기 때문이다. 메밀에는 필수아미노산인 트립토판 · 트레오닌 · 라이신 등의 좋은 단백질이 들어있다. 감피(甘皮)부분이나 외피가 부서진 검은 부분이 많이 섞여 있을수록 영양이 더 많다.

재   료 메밀 1컵, 마늘 5쪽, 물 $\frac{1}{4}$컵, 표고버섯(건) 5장, 피망 $\frac{1}{2}$개, 당근 $\frac{1}{4}$개, 게맛살 4개, 비트 50g, 무순 50g

*양념장: 간장 $\frac{1}{2}$큰술, 설탕 1작은술, 다진 파1작은술, 마늘1작은술, 후추, 깨소금 1작은술, 참기름 $\frac{1}{2}$작은술

*겨자초장 : 겨자갠 것 $\frac{1}{2}$큰술, 꿀 $\frac{1}{2}$큰술, 식초1큰술, 소금 $\frac{1}{4}$작은술, 간장 $\frac{1}{2}$작은술 – 되직하면 물을 좀 더 넣어준다.

만드는 법 1 마늘은 꼭지를 떼고 분마기에 물1컵을 넣어 곱게 간다.

2 메밀가루에 위의 물을 조금씩 넣어 가면서 거품기로 잘 섞고 되직하면 물을 $\frac{1}{4}$ 컵을 더 넣어 반죽한다.

3 팬에 식용유를 약간만 두르고 직경 6cm 정도의 전병을 부친다.

4 표고는 채썰어 양념장에 재운다.

5 피망과 당근은 채썰어 팬에 살짝 볶고 맛살은 잘게 찢는다.

6 비트는 곱게 채썰어 찬물에 잠깐 담가 물을 뺀다.

7 무순은 찬물에 담가 파릇하게 한다.

8 메밀전병에 각종 재료를 올린 후 돌돌말아준다.

9 겨자 초장을 곁들인다.

당뇨병

당뇨병의 주된 증세!!

음식을 많이 먹어도 신체기관이 당질을 충분히 활용하지 못하므로 혈액 속에는 포도당이 많지만 조직으로 운반해 사용하지 못하고 오줌으로 배설된다. 조직에서는 필요한 에너지를 공급받지 못하므로 대신 조직에 축적되어 있던 지방을 소비하게 되므로 식욕이 증가해도 자꾸 살이 빠진다. 지방이 연소되어 에너지를 내게 되면 산독성 물질이 생성되어 혈액이 산성화되고 입이나 호흡에서 식초냄새가 난다. 이런 사람에게는 에너지원으로 단백질을 공급해주어야 한다.

마늘을 오랜 기간 먹으면 혈당이 떨어진다. 몸 안에서 혈당이 떨어지는 이유는 마늘의 알리신이 체내의 비타민 B_6와 결합해서 췌장의 세포기능을 활성화시켜 인슐린 분비를 도와주기 때문이다.

당뇨병에 걸리면 목이 자주 마르고 물을 많이 마시게 되므로 화장실 출입이 잦아진다. 나른하고 피곤해지면서 심한 피로감이 몰려온다. 혈액 속의 당질이 계속해서 소변으로 배출되기 때문에 목이 자주 마른다.

식이요법 팁

정해진 양만큼 규칙적으로 골고루 먹는다. 설탕이나 당류는 피하고 복합당질이나 식이섬유를 충분히 먹는다. 단백질은 체중 kg당 1g 정도를 먹는다. 신선한 채소와 과일을 충분히 먹는다.

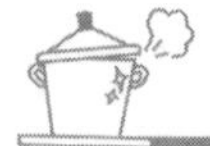

닭고기 샐러드

포 인 트 비타민 B₁, C, 섬유소 + 마늘

혈당의 조절을 효과적으로 하기 위해서는 고단백질의 식사를 해야한다. 비타민 C와 마늘을 함께 먹으면, 마늘 단독일 때 보다 혈당이 더 많이 감소된다. 마늘이 혈당을 낮추고 인슐린 분비를 도와주며, 비타민 C는 분비된 인슐린이 산화되지 않고 제대로 작용하도록 도와주기 때문이다. 비타민 C가 풍부한 양상추와 마늘드레싱을 먹으면 혈당수치의 개선 효과를 볼 수 있다.

재   료 닭 가슴살 300g, (소금 1작은술, 후추 약간, 정종 1큰술, 양상추 ½개, 무순 1단, 마늘 드레싱(간장 2큰술, 레몬즙 3큰술, 마늘 다진 것 1큰술, 올리브 유 4큰술, 붉은 고추 잘게 다진 것 1개, 후추 약간)

만드는 법 ① 닭 가슴살에 소금, 후추를 뿌려, 내열 그릇에 넣어 정종을 뿌린다. 전자레인지로 3분 가열한다. 뒤집어 다시 한 번 가열한다. 꺼내어 크게 찢어 열기를 뺀다.
② 양상추는 씻어서 물기를 빼고 한입 크기로 잘라두고, 무순은 씻어서 5cm 크기로 잘라둔다.
③ 간장, 레몬즙, 올리브유, 마늘 · 붉은 고추 잘게 다진 것, 후추를 분량대로 넣어 마늘드레싱을 만든다.
④ 그릇에 ①의 닭고기와 ②의 채소를 얹고, 먹기 직전에 드레싱을 뿌린다.

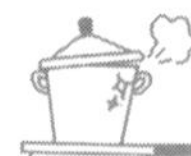

두릅 참깨 무침

포 인 트 칼륨 + 사포닌 + 식이섬유 + 마늘

두릅은 당질, 무기질 등 많은 영양소를 함유하고 있다. 일반 채소와 달리 우수한 단백질이 많고, 특히 단백질을 구성하는 아미노산의 조성이 우수하다.

고혈압 예방에 효과가 있는 칼륨이 많이 있다. 칼륨 섭취는 고혈압 예방과 치료에 효과적인데, 식이섬유가 풍부해 변비 개선이나 대장암 예방에도 효과적이다.

또한 두릅의 쓴맛과 아린 맛을 내는 사포닌은 콜레스테롤 저하, 면역반응의 자극, 항암작용 등 생리활성 기능을 가지고 있다.

참깨에는 불포화지방산 풍부하여 심혈관질환에 좋다.

특히, 항산화제인 비타민 E와 세사몰을 동시에 함유하고 있어 노화 및 활성산소 제거에 효과적이다.

재 료   두릅300g, 소금 약간

*참깨 소스 : 참깨 2$\frac{1}{2}$큰술, 된장 1큰술, 맛술 1큰술, 설탕 1작은술, 마늘 다진 것 2작은술

만드는 법   ① 두릅은 끓는 물에 소금을 약간 넣고 데친 후 찬물에 재빨리 헹궈 물기를 제거한다.

② 참깨소스는 참깨를 곱게 간 후 나머지 재료를 넣고 갈아준다.

③ 두릅에 참깨 소스를 넣고 잘 버무린다.

전립선암

전립선암에 좋은 식품성분

1. 라이코펜, 카로틴

라이코펜은 캐로티노이드의 일종으로 토마토에 많다. 캐로티노이드는 알파카로틴, 베타카로틴, 라이코펜이 있으며, 캐로티노이드는 항산화, 활성산소 억제, 면역계에 영향을 끼쳐 전립선암 예방에 효과가 있다.

베타카로틴이 많은 음식은 당근, 고구마, 늙은 호박, 애호박과 같은 황색 채소와 감, 밀감, 자두, 복숭아와 같은 황색 과일에 많다.

또 시금치, 브로콜리, 근대와 같은 짙은 녹색의 채소와 토마토, 깻잎, 상추, 완두콩, 양배추, 옥수수에도 많이 있다.

라이코펜이 풍부한 토마토를 먹어서 전립선암을 예방하려면 잘 익은 토마토를 하루에 다섯 개 정도를 먹어야 한다. 그렇게 먹게 되면 라이코펜이 전립선에 축적되어 전립선암에 걸릴 확률이 줄어든다.

2. 비타민E

비타민 E는 암 특히 전립선암의 발생률을 감소시킨다.

3. 채소, 과일 및 곡물과의 관계

쌀과 두부 섭취량을 늘리면 전립선암의 발생률이 감소되고, 여러 곡류섭취량이 많을수록 전립선암으로 인한 사망률이 감소한다.

4. 식물성에스트로겐

식물성에스트로겐에는 이소플라본, 쿠메스탄과 리그난이 들어 있다. 콩, 종실씨앗이 각각 이소플라본, 쿠메스탄, 리그닌이 가장 많은 식품들이다.

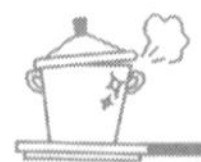 **닭고기 토마토 샐러드**

Recipe

포 인 트　라이코펜 + 마늘

토마토의 라이코펜과 마늘의 함황성분이 전립선암을 예방한다. 라이코펜은 잘 익은 토마토나 수박, 붉은 고추 등에 존재하는 일종의 카로티노이드(당근의 카로틴에 유사한 색소군) 색소로, 토마토가 빨간 것이 바로 라이코펜 성분 때문이다. 이 라이코펜은 강력한 노화 방지 성분으로, 세포의 대사에서 생기는 활성산소를 몸 밖으로 배출하는 항산화작용을 하며, 전립선암 등을 예방하는 항암효과도 탁월하다. 하지만 라이코펜 그 자체의 단일 성분이 아닌 토마토 등 식품에 함유되어 있는 비타민A, B, C 등과 함께 먹는 것이 훨씬 효과적이다.

재　　료　닭가슴살 2쪽, 마늘 10쪽, 양상추 $\frac{1}{4}$통, 토마토 1개, 소금, 후추, 청주 2큰술, 청양고추 2개, 올리브유 1큰술, 대파 10cm 1토막

*소스 : 간장 4큰술, 설탕 2큰술, 식초 4큰술, 물 4큰술, 소금 $\frac{1}{8}$작은술

만드는 법　1 마늘과 파는 곱게 채썬다.

2 닭가슴살은 얇게 포를 떠서 소금과 후추, 청주로 밑간 한다. 켜켜이 마늘 편을 올려 30분 정도 재워 놓는다.

3 팬에 올리브유를 두르고 2를 지져낸다. 1cm 두께로 자른다.

4 토마토는 껍질을 제거하고 다진다. 청양고추도 다진다.

5 소스를 모두 잘 섞는다.

6 오목한 접시에 소스를 붓고, 양상추와 다진 토마토를 올린 후 익힌 닭, 청양고추, 파를 올린다.

대장암

대장암에 좋은 식품은 채소, 과일, 해조류, 버섯, 도정하지 않은 곡류 등이다. 신선한 과일과 녹황색 채소에는 항산화작용을 하는 비타민과 미네랄이 많이 들어 있다.

마늘의 함황성분인 알리신 등은 헬리코박터 파일로리균의 활동을 억제하고 벤조피렌 같은 발암물질을 억제하는 효과가 있다.

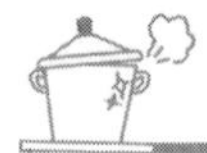

곤약 당근 마늘종 조림

포 인 트 식이섬유 + 마늘

곤약은 칼로리가 거의 없는 식품으로, 소화흡수가 안 되어 그대로 배설된다. 위에서 소화되지 않고 장에 도달해서 창자에 부드러운 자극을 준다. 장에 통증을 주지 않으면서 장에 있던 유해물질이나 노폐물의 배설을 도와주므로 대장암을 예방해 주고, 여러 가지로 좋다. 또한 마늘종, 당근에 들어있는 식이섬유소인 펙틴과 섬유소가 곤약의 다당류와 함께 몸 안의 콜레스테롤까지 밖으로 빼주므로 동맥경화에도 효과적이다.

재   료 곤약 100g(200g), 당근 $\frac{1}{2}$개, 감자 1개, 마늘 4쪽(6쪽), 마늘종 50g, 소금 약간, 참기름 1작은술

*조림장: 진간장 3큰술, 청주 2큰술, 멸치국물 1과 $\frac{1}{2}$컵(2컵), 생강즙 1작은술, 설탕 물엿 1큰술 씩

만드는 법 ① 곤약은 찬물에 1시간 이상 담가 쓴맛을 우려내고 사방 2cm 크기의 주사위 모양으로 깍둑 썬다.

② 당근 · 감자는 껍질을 벗겨 곤약과 같은 크기로 썰어서 모서리를 다듬는다.

③ 마늘은 껍질을 벗겨 얇게 썰고(슬라이스), 마늘종은 단단한 줄기를 잘라 내고 연한 부분만 5cm 길이로 썬다.

④ 팔팔 끓는 물에 소금을 조금 넣고 준비한 곤약 · 당근 · 감자 · 마늘종을 각각 데쳐 낸다.

⑤ 냄비에 조림장을 넣어 끓으면 곤약을 넣어 조린다.

⑥ 곤약에 어느 정도 간이 배면 데친 야채 · 마늘종을 넣고 함께 조린다. 국물이 2큰술 정도 남으면 통깨와 참기름을 두른다.

위암

위암에 좋은 영양성분

1. 마늘, 양파

   마늘, 양파에 함유된 알리신은 헬리코박터 파일로리균의 활동을 억제하고 벤조피렌 등의 발암물질을 억제하는 효과가 있다. 이런 과정으로 위암 발생률을 감소시킨다.

2. 엽산

   엽산의 경우 다양한 과일이나 채소, 콩 등에 많이 들어 있다. 엽산의 대사에 관계하는 효소에 장애가 생기면 위암이 생기는 확률이 2배로 증가한다. 이런 점만 봐도 엽산이 위암을 예방하는 데 도움이 된다는 사실을 알 수 있다. 엽산은 신선한 과일이나 채소, 콩 등에 많이 들어 있다. 이밖에 이소플라본, 셀레늄, 녹차가 위암에 좋다.

식이요법 팁

1. 짠 음식, 뜨거운 음식, 불에 탄 음식의 섭취를 가능한 줄인다. 특히 불에 태운 음식은 먹지 말아야 한다. 탄 음식 먹는 것을 대수롭지 않게 생각하는 사람이 꽤 있던데 매우 위험하다.

2. 비타민A와 C가 풍부한 신선한 녹황색채소 및 과일, 우유, 육류, 상추, 셀러리를 통해 비타민의 섭취를 늘린다.

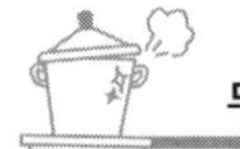
무나물

포 인 트 디아스타아제 + 카탈라아제 + 마늘

무에는 소화효소인 디아스타아제가 많아 소화를 잘되게 하므로 위기능이 약한 사람에게 좋다. 특히 비타민 C가 풍부하여 위의 궤양이 있거나 상처 치료 및 회복에 좋다. 무의 껍질에는 육질의 두 배에 달하는 비타민C가 포함되어 있다. 또한 무의 유황성분인 이소티오시아네이트는 세균의 성장을 억제하여 감기 등 여러 증상에 좋은데, 가래가 나오는 기침, 목이 쉬었을 때, 소갈 등의 증상이 있을 때 즙을 내서 마시거나 달여서 먹으면 좋다.

재　　료 무 $\frac{1}{2}$개(300g), 식용유1큰술, ㉠(소금 $\frac{1}{2}$큰술, 파 다진것 1큰술, 마늘다진 것 $\frac{1}{2}$큰술, 생강즙 $\frac{1}{2}$큰술, 깨소금 $\frac{1}{2}$큰술, 참기름 1큰술)

만드는 법 ① 무는 깨끗이 씻어 6~7cm로 토막 내어 길이로 가늘게 채 썬다.

② 파의 흰 부분과 마늘을 곱게 다진다.

③ 냄비에 식용유를 두르고 채썬 무를 넣고 오래 볶다가 물을 조금 붓고 ㉠의 소금, 파, 마늘, 생강즙을 넣고 약한 불에서 은근히 익힌다.

④ ㉠의 나머지 재료인 참기름, 깨소금을 넣고 고루 섞어 불에서 내린다.

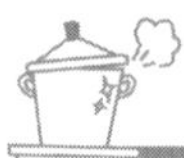
양배추편육쌈

포 인 트 함황성분, 비타민 C + 마늘

옛날부터 양배추는 위암에 좋은 식품으로 알려져 있는데, 이것은 양배추의 함황성분인 이소티오시아네이트와 인돌카비놀이 항암효과가 좋기 때문이다. 또, 비타민 C가 풍부하여 양배추 200g을 먹으면 하루에 필요한 비타민 C를 섭취한 셈이 될 만큼 비타민C가 많이 들어있다. 비타민 C는 위의 궤양과 상처 회복 및 치유에 효과가 좋을 뿐 아니라 피부 미용에 좋다. 마늘과 함께 암을 예방하는 성분이 많아 항암작용 특히 위암예방과 위궤양에 좋다.

재 료   양배추 $\frac{1}{2}$통, 쑥갓 50g, 돼지고기편육(돼지고기 목살 300g – 마늘즙, 후춧가루 조금)

*쌈장 : 된장 · 고추장, 마요네즈 2큰술, 다진 마늘 1큰술, 깨소금 1큰술, 참기름 조금

만드는 법   ① 양배추 1/2통을 반으로 가른 후 잎을 하나하나 뜯어 흐르는 물에 깨끗이 씻어 건진다. 쑥갓도 연한 부분으로 다듬어 씻어 건진다.

② 돼지고기는 목살로 넓게 포를 떠서 칼등으로 편편하게 두들긴 후 마늘 즙 · 소금 · 후춧가루를 밑간해 잠시 재어둔다.

③ 도마 위에 은박지를 깔고 준비해둔 2)의 고기를 펴놓아 은박지를 돌돌만 후 양끝을 비틀어 싸고 젓가락으로 여기저기 구멍을 낸다.

④ 준비된 ③의 고기를 찜통에 넣어 40분 정도 찐 다음 은박지를 벗겨내고 식혀서 0.5cm두께로 편육을 썬다.

⑤ 우묵한 볼에 분량의 된장 · 고추장 · 마요네즈 · 다진 마늘 · 깨소금 · 참기름을 넣고 고루 섞어 쌈장을 만든다.

⑥ 접시에 편육을 담고, 한쪽에 물기를 뺀 양배추 · 쑥갓을 함께 놓은 후 ⑤의 쌈장을 곁들인다.

간질환

손상된 간을 되살리기 위한 이상적인 식사는 한마디로 고단백, 고비타민, 적정 칼로리로 만들어진 밥상이다. 그 중에서도 손상된 간세포를 회복시키는 데 단백질이 가장 중요하다. 현재 간질환 환자에게 하루에 체중 1kg당 1.5g의 단백질을 섭취할 것을 권하고 있다. 따라서 체중 60kg인 사람이 하루 90g 정도가 기준이 된다.

간질환에 걸리면 비타민의 창고에 해당하는 간세포가 점점 파괴되

어 비타민 부족현상이 일어난다. 비알코올성 간 장애환자 중 약 40%가 비타민 A, C, E 부족현상을 보인다. 그 외에 알코올성 간 장애의 경우 A, C, E외에 특히 B_1과 B_{12}, 엽산 등이 부족하다.

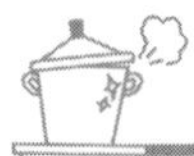

소라살꼬치구이

포 인 트 호박산, 이노시톨, 라이신 + 마늘

소라는 타우린과 비타민 B가 풍부해 지방간 예방에 효과적이다. 타우린은 카테콜아민이 지방을 분해하는 과정에 쓰여 지방 대사를 촉진하며, 마늘의 비타민B는 지방이 연소되어 에너지를 내는 대사과정을 원활히 해주므로 간의 지방을 제거하는데 좋다. 타우린은 글리신과 함께 간에서 담즙산을 만들어 장으로 배출시킴으로써 섭취된 지방의 유화와 흡수를 도와주는 역할을 한다. 소라는 성장기 어린이들의 성장에도 좋고, 간을 튼튼하게 하는 기능 또한 지니고 있다.

재   료 소라살 300g, 굵은 대파 1대, 마늘 2통, 소금 약간, 미나리 잎 조금(장식용), 꼬치

*양념장 (진간장 1큰술, 고춧가루 1큰술, 고추장 1큰술, 생강즙 $\frac{1}{2}$큰술, 마늘 즙 1큰술, 양파 즙 1큰술, 물엿 2큰술, 깨소금 1큰술, 참기름 1큰술)

만드는 법 ① 참소라를 준비하여 내장을 떼고 깨끗이 손질해 소금물에 살짝 씻어 건져서 한 입 크기로 썬다.

② 뿌리 쪽의 흰 부분으로 준비해 다듬어 씻어서 소라 크기와 비슷하게 토막낸다.

③ 마늘은 껍질을 벗기고 다듬어 씻어서 끓는 물에 데쳐 대파와 번갈아가며 끼운다.

④ 냄비에 분량의 진간장, 고춧가루, 고추장, 생강즙, 마늘 즙, 양파 즙, 물엿, 깨소금, 참기름을 넣고 고루 섞어 끓여 윤기가 돌면 불을 끈다.

⑤ 소라살과 파, 마늘을 꿴 꼬치에 양념장을 앞뒤로 골고루 발라 간이 배도록 잠시 두었다가 후라이팬에 굽는다.

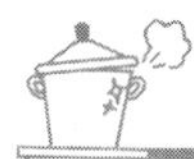

간 메밀전

Recipe

포 인 트 비타민 A, B, C + 마늘

간은 간을 보호하는 데 매우 좋은 식품이다. 고단백질은 간세포의 재생과 손상된 간세포의 회복을 위해서 꼭 필요한 영양소이며, 비타민 A는 간세포를 보호해준다. 또 비타민 B와 C는 신진대사를 촉진하므로 간기능을 원활하게 하고 간의 손상을 예방해준다.

간을 조리할 때 우유에 담갔다가 사용하면 간 특유의 냄새도 없어진다. 물에 담글 경우 물에 녹는 영양소가 생기지만 우유에 넣으면 영양소의 손실도 막아 일석이조의 효과를 얻을 수 있다. 여기에 우유의 영양소도 합해져서 더 우수한 식품이 된다.

재　　료 쇠간 200g, 소금 1큰술, 우유 1컵, 후추 약간, 메밀가루 3큰술, 깨소금 1큰술

만드는 법 ① 쇠간은 피막을 벗기고 0.6cm 두께로 썰어 소금을 고루 뿌려 주무른 후 물에 헹구어 우유에 20분간 담궈 냄새를 제거한다.

② 쇠간을 우유에서 꺼내 물기를 제거한 후 후추가루를 뿌린다.

③ 메밀가루와 깨소금을 고루 섞은 후 간에 고루 묻힌다.

④ 뜨거운 팬에 기름을 두르고 양면을 완전히 익힌다.

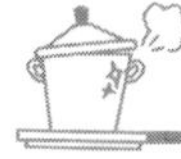

북어찜

Recipe

포 인 트 알라닌 + 아스파르트산 + 글리신 + 마늘

단백질은 우리 몸속에서 면역과 해독작용을 한다. 특히, 북어의 단백질에는 알코올 해독과 간을 보호하는 아미노산이 풍부하게 들어있다. 북어에 들어있는 단백질의 함유량은 두부의 8배 이상, 그리고 우유보다 24배 이상 많다.

술을 마신 다음에 혈중 알코올 농도를 낮추고 세포손상을 보호해 줄 수 있는 성분이 꼭 필요하다. 그런데 북어에 들어 있는 알라닌, 아스파르트산, 글리신 등의 아미노산은 알코올 해독에 큰 도움을 준다.

재   료   북어 1개, 파, 마늘, 생강, 고춧가루, 깨소금, 후추, 참기름, 실파, 실고추

만드는 법   ① 북어는 머리, 꼬리 떼어내고 방망이나 칼로 두들겨서 미지근한 물에 불린다. 내장
쪽에 손을 넣어 조금씩 뼈와 살을 떼어 주면서 불린다.

② 살을 벌려서 가시를 발라내고 지느러미는 잘라낸다. 6cm 길이로 자르고 껍질 쪽
에 칼집을 2~3번 준다.

③ 양념 : 파, 마늘, 생강 다진 것, 간장 1~2큰술, 설탕 $\frac{1}{2}$ 큰술, 고춧가루 1작은술, 깨
소금, 후추, 참기름을 넣어 잘 섞는다.

④ 북어 안쪽에 양념장을 발라서 냄비에 앉히고 물은 북어의 $\frac{1}{2}$ 정도를 넣어 약불에
서 은근히 졸인다. 중간에 파채와 실고추 고명을 올린다.

위염 · 위궤양

위액의 분비가 정상보다 많아지거나 위의 점막이 약해져 위 · 십이
지장 안쪽에 상처가 났을 때 생기는 병이다. 이런 병에 걸리는 주요원
인은 불규칙한 식사와 생활, 스트레스 등 때문이다. 병에 걸리면 위를
쥐어짜는 듯한 통증이 오며 공복이나 한밤중에 증세가 심하다. 궤양이
진행되면 피를 토하거나 혈변을 보는 등의 출혈 증세가 나타나기도 한
다. 이를 예방하기 위해선 규칙적으로 식사하고 과식하지 않는다.

식이요법 팁

1. 너무 늦은 시간에 음식물을 섭취하는 것은 위산 분비를 자극하므
로, 늦어도 취침 2시간 전에 먹도록 한다.

2. 고춧가루, 후추, 겨자 등 자극성이 있는 조미료는 궤양의 상처부위를 자극할 수 있으므로 적게 먹고, 증상이 호전되면 조금씩 섭취를 시도해 본다.

3. 알코올 음료(술 등), 카페인 음료(커피, 콜라, 코코아 등) 등은 위산과 소화효소의 분비를 자극할 수 있으므로 제한한다.

4. 흡연은 위점막을 자극시키고 궤양을 악화시키므로 피하도록 한다.

5. 통증이 심할 때는 자극이 적고 부드러우며, 소화되기 쉬운 음식(미음, 죽, 계란찜, 생선찜 등)을 먹는다.

6. 궤양 부위의 빠른 상처 치유를 위해 단백질, 철분, 비타민 C 등을 충분히 섭취한다.

   – 단백질 : 육류, 생선, 달걀, 콩, 두부 등

   – 철분 : 간, 굴, 계란노른자, 푸른잎 채소, 해조류 등

   – 비타민 C : 과일, 채소 등

7. 우유는 오히려 2~3시간 후 위산 분비를 증가시킬 수 있으므로, 하루 1~2컵 정도가 적당하며 취침 전에 마시는 것은 피한다.

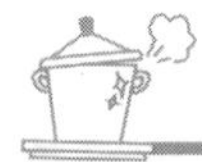

마늘참마즙

Recipe

포 인 트 뮤신(뮤코다당류) + 마늘

마는 알칼리성 식품으로 우수한 단백질과 필수 아미노산이 듬뿍 들어있다. 또한 마에는 소화효소가 풍부하게 들어있어 몸에서 쉽게 소화된다. 특히 '뮤코다당류' 라는 끈적한 성분은 위점막을 보호해주기 때문에 위염, 위궤양에 매우 좋다. 위염에 좋은 마늘과 함께 먹으면 효과가 좋다.

재　　료　참마 60g, 물 $\frac{1}{4}$컵, 매실청 2큰술, 마늘 1큰술(2쪽)

만드는 법　①참마를 부드러운 솔로 살살 문질러 씻은 다음 강판에 갈아준다.

②마늘을 끓는 물에 데쳐 으깬다.

③잘 갈아진 참마에 분량의 물과 매실청을 넣어 섞는다.

④섞은 참마 즙에 마늘 즙(마늘 으깬 것)을 넣어 마신다.

기관지, 감기

감기의 특효약인 비타민 C!!

비타민 C는 바이러스의 감염을 막아주며 신체의 작용이 원활하도록 돕는다. 비타민 C에는 바이러스 자체를 죽이는 힘이 있으며 추위를 견디는 저항력을 높여주기도 한다. 또 바이러스로 인해 파괴된 세포 조직을 회복시키고 약품의 부작용을 막는 역할을 한다. 따라서 비타민 C를 꾸준히 먹으면 감기의 예방은 물론 감기 초기부터 회복기까지 전반적으로 좋은 효과를 나타낸다.

비타민 C가 많은 과일로는 감귤·파인애플·딸기 등이 있으며 녹황색 채소인 파슬리·피망 등에도 많이 들어있다. 감기에 걸렸을 때 비타민 C가 많은 과일·채소를 많이 먹으면 좋은데, 이때 되도록 생즙으로 먹는 것이 좋다. 비타민 C는 열에 약해서 익혀 먹으면 먹는 양에 비해 적게 먹게 되기 때문이다. 생즙으로 먹으면 비타민 C뿐만 아니라 효소까지 먹을 수 있다.

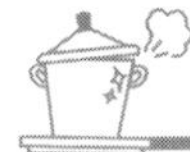

도라지 생채

포 인 트   사포닌 + 마늘

도라지 뿌리에는 인삼과 같은 사포닌 성분이 들어 있다. 사포닌은 호흡기 점막 내 점액의 분비를 증가시켜 가래 배출을 촉진시키고 기침을 멈추게 하는 작용을 하여 기침 · 가래 등 호흡기 질환에 아주 좋다.

사포닌은 호흡기 점막 내 점액의 분비를 크게 증가시키는 기능을 한다. 이로 인해 가래가 쉽게 배출되고 증상이 가라 앉는다. 또한 기침을 멈추는 작용이 뛰어나므로 기침 등 호흡기 질환에 아주 좋은 식품이다.

재　　료   도라지 200g, 소금 1큰술, 고춧가루 2큰술,

ⓐ (다진 파 1큰술, 다진 마늘 1큰술, 깨소금 1큰술, 설탕 1큰술, 설탕 1큰술, 소금 1큰술, 식초 1큰술)

만드는 법   ① 도라지는 물에 담근 후 소금으로 문질러 여러 번 물에 헹구어 쓴맛을 우려내고 물기를 제거한 후 가늘게 손으로 찢어 5cm 길이로 준비한다.

② 준비된 도라지에 고춧가루를 넣고 고루 주물러 무치고 식초는 나중에 넣는다.

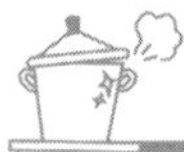

은행 참마 볶음밥

포 인 트   사포닌 + 비타민 A, B_1, B_2, C, 칼슘, 칼륨, 인, 철분 + 마늘

참마에는 전분, 단백질 및 비타민 C가 풍부하며, 사포닌, 칼륨, 콜린 등과 전분 분해효소인 디아스타제가 많아 소화가 잘된다. 참마의 끈적한 성분은 뮤신인데, 이는 위벽을 감싸 보호하므로 소화성 궤양 예방에 좋다. 참마의 사포닌은 호르몬 분비촉진과 콜레스테롤을 제거하는 기능을 하며, 소화효소인 디아스타제와 아르기닌 등의 특수 성분은 소화를 촉진하고 영양분의 흡수를 빠르게 하여 기운을 돋우어 준다. 은행에는 플라보노이드가 풍부해 유해산소를 없애고 세포막을 보호하며 혈압을 내리는 등의 작용을 한다. 또한 '징코플라본' 은 혈액 순환을 좋게 하고 혈전을 막아준다.

재   료   밥 3공기, 닭고기 100g, 맛술 1큰술, 참마 100g, 은행 10알, 마늘 2큰술, 식용유 1큰술, 소금 1작은술

만드는 법   ① 닭고기는 곱게 다져 맛술, 소금, 후추로 밑간을 한다.

② 참마는 곱게 채친다.

③ 은행은 후라이팬에서 익힌 후 속껍질을 벗겨 $\frac{1}{2}$ 등분한다.

④ 우묵한 팬에 식용유 1큰술을 넣고 마늘을 충분히 볶다가 닭고기를 넣어 익힌다.

⑤ 익힌 후에 밥을 넣어 볶다가 참마와 은행을 넣고 소금을 넣어 간한다.

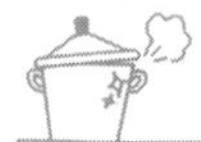

더덕구이

■ Recipe

포 인 트   사포닌 + 마늘

더덕은 칼슘과 비타민 B군을 비롯하여 무기질, 비타민이 풍부하고 탄수화물, 단백질을 고루 갖춘 식품이다.

특히, 더덕의 사포닌은 몸에서 거담, 항염증, 타액분비 촉진 등의 작용을 한다. 따라서 위, 폐, 기관지가 약한 사람에게 효과가 좋으며, 추위를 많이 타거나 기관지에 가래가 있을 때, 가슴이 답답할 때도 꾸준히 먹으면 효과가 있다.

더덕술은 강장효과와 함께 가래가 많은 사람이 자기 전에 마시면 거담효과를 볼 수 있다.

재   료   더덕 200g, 유장 (참기름 2큰술, 진간장 2큰술), 양념고추장 (고추장 3큰술, 파 다진 것 1큰술, 마늘 다진 것 1큰술, 깨소금 1큰술, 설탕 1큰술)

만드는 법   ① 더덕은 물에 담가서 쓴맛을 빼고, 불린 후 껍질을 벗겨 깨끗이 씻어 마른 행주로 물기를 닦고 반으로 쪼개어 방망이나 칼등으로 자근자근 두들겨 편편하게 편다.

② 참기름과 간장을 섞어 유장을 만든 후 준비한 더덕에 고루 발라 앞뒤로 애벌 구운 후 양념고추장을 만들어 덧발라서 다시 구워 적당한 크기로 썬다.

피로

피로는 살아 있는 생명체라면 피할 수 없다. 피로가 쌓이면 쉬어야 하는데, 가능하면 피곤함을 일으키는 물질을 몸 밖으로 빨리 내보내야 한다. 피로물질을 몸 밖으로 빨리 내보내기 위해서는 마늘과 비타민 B_1을 함께 먹는 것이 가장 좋다. 비타민 B_1의 역할은 무엇일까? 비타민 B_1은 우리가 섭취한 밥이나 빵 등의 탄수화물을 에너지로 전환할 때 꼭 필요한 비타민이다. 만약 부족하면 탄수화물이 분해되지 않아 젖산 등 피로를 유발하는 물질이 몸속에 쌓인다.

마늘은 비타민 B_1보다 더 효과가 좋다. 알리티아민이라는 성분이 들어 있기 때문이다. 알리티아민은 근육에 피로를 유발하는 젖산이 쌓이는 것을 막아주고, 몸의 피로를 에너지로 바꾼다. 이런 방식으로 몸에 쌓인 피로감을 없애고 몸의 대사를 촉진하는 작용을 한다.

따라서 마늘과 비타민 B_1이 함께 먹으면 피로회복이 빨리 된다. 또 심한 감기로 인한 체력저하에도 좋으며 숙취해소(과음), 자양강장(과도한 체력소모)에도 좋다. 전신 권태감(무기력), 과도한 스트레스 및 긴장감, 집중력 저하에도 좋다.

만약 비타민 B_1을 많이 포함한 돼지고기 요리에 마늘을 함께 먹으면 에너지가 더욱 효율적으로 소비된다. 마늘과 비타민 B_1을 함께 섭취하여 신진대사를 높이고 피로감을 씻어내자. 육체적으로 많이 지쳐 있을 때 최고의 음식이다.

입맛을 돋우고 피로를 싹 풀어 주는 채소!!

몸에 좋다고 해서 고기와 생선만 많이 먹으면 어떻게 될까? 그러면 체액의 균형이 깨지고 신진대사가 떨어진다. 단백질을 아무리 많이 먹더라도 비타민과 미네랄이 부족하면 몸의 기능이 제대로 이루어지지 않기 때문이다. 앞서 언급한 것처럼 균형을 맞춰서 먹는 것이 중요하다. 지나친 것은 모자란 것만 못하다는 말은 여기에서도 통한다.

마늘에는 비타민과 미네랄이 듬뿍 들어 있으며 채소 역시 마찬가지다. 주름살과 거친 피부를 예방하고 탄력 있는 피부를 가꾸기 위해서도 마늘과 채소는 반드시 먹어야 하는 식품이다.

식이요법 팁

몸이 나른한 증상이 계속해서 나타난다면 몸 안에 비타민 B_1이 부족하다는 신호로 이해하면 된다. 이때는 비타민 B_1이 많이 들어 있는 현미, 보리, 밀, 콩류, 감자, 채소, 돼지고기, 생선 등을 집중적으로 많이 먹어야 한다.

몸의 피로를 회복시키는 데는 당분을 적당히 공급하는 방법도 있으나 당분 역시 몸 안에서 연소되어 에너지로 활용되려면 비타민 B_1의 도움이 있어야 한다.

그런데 특수한 경우, 피로감의 원인에 따라 육류 섭취가 해롭게 작용할 수 있으므로 가능하면 곡류와 채소류의 균형 잡힌 식사를 해야 한다. 또한 당분은 단당류보다 다당류로 섭취하는 것이 좋다.

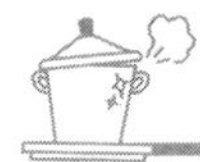

돼지고기 산적

포 인 트　단백질, 비타민 B_1 + 단백질

돼지고기는 단백질이 풍부하게 들어 있고 영양학적으로도 우수하지만, 너무 기름지고 느끼해 사람에 따라 부담을 느낄 수 있다. 이런 사람을 위해 야채를 함게 먹는 방식을 알려주겠다. 표고버섯과 같은 버섯종류나 채소인 실파, 마늘 등을 곁들이면 이런 돼지고기의 느끼함을 덜어주고, 영양면에서도 우수해진다.

재　　료　돼지고기 300g, 표고버섯 6개, 실파 50g, 당근 50g, 파 1뿌리, 마늘 1통, 설탕 ⅓큰술, 생강즙 2큰술

*양념장 (마늘 1통, 후춧가루 약간, 파슬리 약간, 참기름 1작은술, 진간장 2큰술, 깨소금 1작은술)

만드는 법　1 돼지고기는 0.5cm 두께로 저며 1.5x6cm 길이로 썬 다음 칼 등으로 자근자근 두드려 고기를 연하게 한 다음, 생강즙을 뿌려둔다.

2 손질한 1의 돼지고기에 간 · 설탕 · 깨소금 · 후춧가루 · 참기름 · 다진 파 · 마늘을 넣고 골고루 주물러서 양념이 고루 배도록 한다.

3 표고버섯은 생것으로 준비하여 줄기를 뗀 다음 1.5cm 폭으로 썰고 당근은 깨끗이 씻어 1.5cm 폭으로 썰고, 실파는 깨끗이 다듬는다. 당근과 실파는 표고와 돼지고기의 길이에 맞추어서 5cm 길이로 썬다. 마늘은 얇게 저며 놓는다.

4 간장 · 설탕 · 참기름 · 후춧가루를 3에서 썰어 놓은 표고버섯에 넣고 주물러 양념한다.

5 작은 대꼬챙이에 양념한 고기 · 파 · 표고 · 당근 · 고기를 순서대로 끼운다.

6 프라이팬에 식용유를 두르고 뜨겁게 달군 다음 5의 산적을 놓아 고기가 잘 익도록 뒤집어 가면서 지진다.

7 접시에 6의 지진 산적을 담고 저민 마늘과 파슬리를 곁들인다.

스트레스

스트레스를 줄이기 위한 생활수칙!!

스트레스나 스트레스로 인한 위장병은 보통 마른 체형의 여성이나 긴장을 하면 근육이 쉽게 단단해지는 남성에게 잘 나타난다.

신경이 예민하고 내성적이거나, 항상 쫓기는 듯한 생활을 하는 샐러리맨, 자신의 리듬에 맞는 생활규범을 갖지 못한 사람, 환경에 대한 적응력이 부족한 사람이 스트레스로 많이 고생한다.

이런 체질의 사람들은 우선 긍정적인 마음과 생활태도를 갖는 것이 중요하다. 또 규칙적인 식생활, 적당한 운동, 환경적인 변화를 주는 취미생활을 유지하는 것이 좋다. 여기에 자극성 없는 음식을 규칙적으로 먹음으로써 체질을 개선할 수 있다.

스트레스 · 불면증 관리 팁

1. 커피, 홍차, 콜라 등 카페인이 든 음료를 식단에서 제외한다.
2. 알코올을 마시지 않는다. 일부 사람들은 긴장완화를 위해서 잠들기 전에 한 잔 내지 두 잔의 술로 알코올을 마신다. 이는 자는 것에 이로울지 모르나 수면의 리듬을 방해한다.
3. 자신이 저혈당이 아닌지 점검해본다. 저혈당증은 불면증을 일으킨다.
4. 잠자리에 들기 전에 글루코오스가 풍부하거나 자당이 풍부한 과일주스를 마신다. 이는 졸음이 오도록 하는 물질인 세로토닌이

증가하는 것을 돕는다. 다만 이 방법은 저혈당중 문제를 겪고 있
는 사람은 해서는 안 된다.

5. 스트레스 관리에 좋은 유익한 식품에는 상추, 셀러리, 포도, 파인
애플, 파슬리, 딸기, 시금치, 배, 토마토, 당근, 브로콜리 등이 있다.
개인 취향에 맞는 것을 선택하여 꾸준히 먹자.

식이요법

1. 잠이 잘 오는 음료

재료 : 상추 3~4잎, 셀러리 1줄기

상추를 모아서 셀러리와 함께 분쇄기에 넣는다. 잠자리에 들기
30분 전에 마신다.

2. 칼슘 비티민 C가 풍부한 칵테일

재료 : 케일 3잎, 파슬리 작은 한줄, 당근 4개, 사과 반쪽

위의 재료를 모두 믹서에 갈아 마신다.

3. 달콤한 마그네슘 이완제

재료 : 검은 딸기 500g, 바나나 1개, 두부 28g, 이스트 1작은술

딸기주스를 만든다. 주스, 바나나, 두부, 이스트를 블렌디나 식품
가공기에 넣고 고루 잘 섞는다. 잠자리 들기 전 1시간 전에 마신다.

4. 진경신경완화제

셀러리와 당근으로 주스를 만든다. 잠자리에 들기 1시간 전에 마
신다.

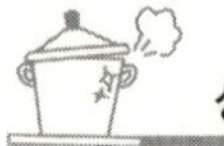

상추 겉절이

포 인 트 락투카리움 + 마늘

상추는 대표적인 쌈 재료이다. 상추의 줄기를 눌러보면 흰 즙이 나오는 데 여기에 락투카리움이라는 성분이 들어있다. 락투카리움은 식욕을 증진시키며, 긴장을 완화시키는 작용도 한다. 긴장완화는 잠을 못 이루는 수면 장애에 효과가 있다.

재   료 상추 200g, 대파 2뿌리, ㉠ (간장 5큰술, 설탕 2큰술, 고춧가루 2큰술, 깨소금 1큰술, 식초 1큰술)

만드는 법 ① 상추는 흐르는 물에 4-5회 정도 깨끗하게 씻어서 물기를 빼고 긴 것은 손으로 뜯어 놓는다.

② 파는 다듬어 씻어서 세로로 채 썰어 놓는다.

③ ㉠의 양념간장에 상추와 파를 넣고 가볍게 버무려 그릇에 담아낸다.

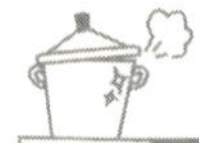

마늘술

포 인 트 마늘

마늘은 말초신경을 자극하며 신진대사, 혈액순환을 촉진시켜 신경통, 동맥경화, 고혈압을 예방하고 불면증, 감기 등에 치료효과를 낸다. 또한 정력을 증강시켜 준다.

재   료 마늘 300g, 소주 1.8ℓ, 천연양조식초 약간

만드는 법 ① 상처 없고 알이 굵은 마늘을 골라 속껍질까지 깨끗이 씻은 다음, 반으로 저며 썬다.

② 반으로 저민 마늘을 대접에 담고 천연양조식초를 잠길 정도로 부어 하룻밤 재웠다가 체에 밭쳐 식촛물을 뺀다.

③ 손질한 마늘을 밀폐용기에 담고 적당량의 소주를 부은 다음 뚜껑을 닫아 서늘한 곳에서 1년 정도 재워 두었다가 술이 익으면 마신다.

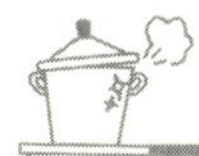

장어 마늘구이

포 인 트 단백질, 지방, 비타민A + 마늘

장어에는 질 좋은 단백질이 풍부해서 이것을 먹으면 세포재생능력이 좋아진다. 해독작용과 세포재생력이 좋은 점액성 단백질 및 콜라겐과 양질의 지방이 들어 있기 때문이다. 장어는 비타민A가 가장 많이 들어 있는 식품이다.

비타민A는 아이들 성장, 생식기능, 피부건강, 시력향상에 좋다. 그래서 사람들에게 보신식품으로 인기가 매우 높다. 장어에는 비타민A가 쇠고기에 비해 300배 정도 많이 들어 있다. 그래서 장어는 비타민A 저장고라고 불리기도 한다.

눈이 나쁜 사람이라면 장어를 자주 먹는 것도 좋다. 비타민 A는 시력을 향상 시키는 기능이 있어서 시력을 되살리는 '눈보약' 이라는 별칭이 있을 정도이다.

또 장어에는 비타민E가 많이 들어있는데, 이는 불포화지방의 산화를 막아서 노화를 방지한다. 또 여성의 난소작용을 활성화시켜서 생식 능력을 좋게 하고, 주름 방지 및 피부 탄력에도 효과가 있어 노화방지에도 좋다.

장어의 지방에는 DHA와 EPA가 풍부하게 들어 있다. 그리고 레시틴(Lecithin)도 풍부하게 들어 있다. DHA와 EPA는 혈전형성을 막아서 혈액의 흐름을 원활히 해준다. 레시틴은 인체의 세포막을 구성하는 주성분으로 뇌세포가 생성되는 데 없어서는 안 될 정도로 매우 귀중한 영양소이다.

장어에는 뮤신, 콘드로이틴이 많아 정력에 좋다.

재 료 장어 1마리, 마늘 10쪽, 통깨, 실파 약간, 구이양념(간장 1큰술, 설탕, 1큰술, 청주 1큰술, 고추장 1큰술, 고운고춧가루 1작은술, 생강즙 $\frac{1}{2}$큰술)

만드는 법 1 마늘은 얇게 저미고, 구이 양념장을 만든다.

2 장어는 손질한 것으로 준비하여 5~6cm 길이로 자른 다음 칼집을 넣고 초벌구이를 한다.

3 초벌구이 한 장어에 양념장을 바르고 얇게 썬 마늘을 얹어 구워낸다.

알레르기, 염증

알레르기를 일으키는 과정!!

알레르기는 왜 생기는 것일까? 우선 알레르기를 일으키는 원인을 살펴보자. 몸 밖에서 들어오는 물질은 동물의 털이나 꽃가루, 음식물 등으로 다양하다. 이것들은 대개 코나 입, 어떤 종류는 피부를 통해 몸속에 들어온다. 그리고 우리 몸 속에서 '비만세포' 라고 불리는 특수한 세포와 만나게 된다. '비만세포' 는 다시 알레르겐(알레르기를 만드는 요소)에 대항하기 위해 항체를 생산하는 '면역글로불린 항체 E' 와 결합하게 된다. 이 때 비만세포에서 '히스타민', '아민' 등의 히스타민계 물질이 분비되게 되는데, 이 히스타민계 물질이 바로 주의 조직을 자극하여 두드러기, 재채기, 천명, 가려움증, 세포액 분비, 혈관확장 등을 유발시킨다. 따라서 알레르기를 예방하기 위해서는 외부로부터 들어오는 음식물과 먼지 등에 유의해야 한다.

식이요법 팁

알레르기를 일으키는 식품은 계란, 우유, 고기, 소시지, 복숭아, 밀가루, 땅콩, 게, 새우 등이 있다. 이런 사람이 해야 하는 식이요법을 보자.

1. 주식은 현미 잡곡식을 해야 한다. (현미, 찹쌀, 흰콩, 강낭콩, 차조 등 /검은팥은 제외)
2. 야채 반찬 위주로 먹는다.
3. 비타민이 풍부한 양배추와 감자를 먹는다.

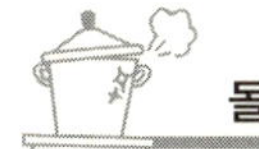

돌나물 물김치

포 인 트 베타카로틴 + 섬유소 + 마늘

돌나물에는 칼슘·철분 등의 미네랄과 비타민이 골고루 들어있다.

특히 비타민 C와 카로틴 등이 많이 들어 있고, 식물성 섬유가 많이 있어 변비를 예방한다. 또 알레르기 증상을 유발하는 히스타민 수치를 감소시켜 알레르기 발생을 억제하는 기능도 한다.

시골에 가면 쉽게 구할 수 있는 돌나물에 이렇게 좋은 효과가 있었다는 사실은 몰랐을 것이다.

재   료 돌나물 100g, 양파 $\frac{1}{4}$개, 굵은 파 1대, 붉은 고추 1개, 풋고추 40g, 무 40g, 밀가루풀 $\frac{1}{4}$컵, 고춧가루 1 큰술, 마늘 $\frac{1}{2}$통, 생강, 소금 조금, 물 2컵

*무채 양념(고춧가루 $\frac{1}{2}$큰술, 다진 마늘 $\frac{1}{2}$작은술, 다진 생강 $\frac{1}{2}$작은술, 소금 조금)

만드는 법 ① 돌나물은 연한 것으로 준비해 깨끗이 다듬어 씻어서 물기를 뺀다.

② 양파·굵은 파·고추는 각각 다듬어 씻어서 가늘게 채 썬다.

③ 풋고추는 세로로 칼집을 넣어 벌려서 씨를 빼고 소금을 뿌려 절인다.

④ 무는 곱게 채 썰어서 분량의 고춧가루·다진 마늘·다진 생강을 넣고 소금으로 간해 고루 버무린다.

⑤ 절인 풋고추에 칼집 넣은 부분을 벌려 고추 속에 ④의 양념한 무채를 넣다.

⑥ 분마기에 먼저 마늘과 생강을 넣어 찧다가 분량의 고춧가루와 물을 넣어 곱게 간 다음 밀가루풀을 풀고 소금으로 간을 맞춘다.

⑦ 항아리에 돌나물과 채썬 양파·굵은 파·고추·무채를 채운 고추를 켜켜이 담은 후 ⑥의 양념한 고춧가루물을 부어 익혀서 먹는다.

치매와 기억력 개선

치매를 방지하려면?

우리뇌는 어떤 영양소로 구성되어 있을까? 대부분은 지방질과 단백질이다. 이 영양소들이 뇌 속에서 효소를 만들어내고 이를 통해 뇌가 반응을 일으키는 작용을 한다. 뇌세포는 매일 교체되는데 지방질은 4주일, 단백질은 2주일 동안 바뀐다. 이밖에도 뇌가 작용하기 위해서는 과산화지질을 막는 비타민 E, 콜레스테롤을 억제하는 니코틴산, 뇌의 에너지원이 되는 포도당과 포도당의 생성을 촉진하는 비타민 B_1 등 많은 영양소가 필요하다. 평소에 이런 영양소를 충분히 공급해야 치매를 방지할 수 있는 것이다.

치매에 좋은 식품들!!

1. 콩, 콩제품 : 뇌의 건강을 위한 기초 영양소로 치매를 예방한다.

2. 견과류 : 비타민E, 단백질, 지질도 풍부하여 뇌의 기능을 돕는다.

3. 식물성 기름 : 식물성 기름 중 옥수수기름, 밀 배아유 등에 많이 들어 있고, 노화된 세포인 과산화지질과 단백질이 결합한 물질을 없앤다.

4. 녹황색채소 : 노화의 근본을 퇴치한다.

5. 등푸른생선 : 뇌졸중형 치매를 막는다.

6. 고구마, 뿌리채소 : 뇌의 혈관을 지킨다.

식이요법 팁

1. 식초 대신 비타민 C가 많은 레몬즙을 사용한다.

2. 화학조미료는 전혀 사용하지 않고 꿀, 다시마, 버섯, 양파 등 천연 재료를 이용하여 맛을 낸다.

3. 발암물질인 아플라톡신 때문에 발효된장 사용은 가급적 피하고 콩과 견과류로 만든 소스를 다양하게 제공한다.

4. 기름에 볶거나 튀기지 않는다.

5. 마늘, 파 등 자극성 재료는 약간의 물에 볶아서 사용한다.

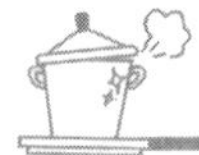

마파두부

Recipe

포 인 트 레시틴 + 마늘

두부에는 들어 있는 레시틴 성분은 뇌에 활력을 주는 작용을 한다. 또 콩에 들어 있는 생리활성 성분인 이소플라본이 치매를 예방한다.

재   료 두부 1모, 돼지고기 다짐100g, 고추 1개, 마늘 2큰술, 생강 1큰술, 파 1대, 두반장 2큰술, 정종 2큰술, 간장 2큰술, 설탕 $\frac{1}{2}$ 큰술, 소금 $\frac{1}{2}$ 작은술, 후추, 끓는 육수 1컵, 물녹말(물 1큰술 + 녹말 1큰술)

만드는 법 ① 돼지고기를 생강술과 간장 1작은술에 재워놓는다.

② 두부를 사각으로 자른 뒤 끓는 물에 튀겨낸다.

③ 팬에 식용유 1큰술을 넣고 마늘, 고추, 생강, 파를 넣고 볶다가 두반장을 넣어 볶은 후 돼지고기를 넣어 볶는다.

④ 다 볶은 후 정종을 넣고 끓는 육수를 부어 설탕, 후추, 간장, 물녹말을 넣어 끓인다.

⑤ 끓인 후 두부를 넣어 마지막에 파와 참기름을 넣는다.

포 인 트   비타민 A · B_1 · B_2 · B_{12} · 철분 · EPA + 마늘

굴에는 비타민과 미네랄이 풍부하다. 또 단백질을 구성하는 아미노산, 라이신, 히스티딘 등의 성분이 많이 들어 있어 소화흡수가 잘 된다. 이런 성분들은 우리가 자주 섭취하는 일반 곡류에는 적게 들어 있다. 또 굴은 EPA도 함유하고 있어 뇌의 기능강화에 도움을 준다.

재   료   굴 100g, 두릅 100g, 마늘 8쪽, 소금 조금, 레몬 $\frac{1}{2}$개, 초고추장(고추장 1 큰술, 설탕 1작은술, 물엿 1작은술, 다진 파 · 다진 마늘 $\frac{1}{2}$작은술, 식초 1작은술, 레몬즙 $\frac{1}{2}$작은술, 생강즙 약간)

만드는 법   ① 굴은 연한 소금물에 살살 흔들어 씻어서 껍데기와 찌꺼기를 떼어내고 다시 한 번 소금물에 헹궈 소쿠리에 건져서 물기 뺀다.

② 두릅은 밑동을 잘라내고 껍질을 벗겨 깨끗이 씻어 놓는다. 마늘은 껍질을 벗겨 깨끗이 씻어 놓고, 레몬은 반달모양으로 얇게 저며 썬다.

③ 손질한 굴과 두릅, 마늘을 각각 끓는 물에 소금을 조금 넣고 가볍게 데쳐낸다. 데친 굴은 소쿠리에 건져서 식히고, 두릅과 마늘은 찬물에 헹궈 물기를 뺀다.

④ 끝이 뽀족한 나무 꼬치에 데친 두릅 · 굴 · 마늘 · 굴 · 두릅의 차례로 꿴다.

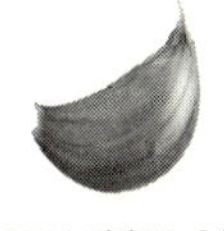

CHAPTER 06

질병을 극복한 사람이 되자

제 1장에서 사례자를 만나면서 시작한 마늘 여행이
독자에게 도움이 됐으면 좋겠다. 책은
마무리를 향해 가지만 독자의 건강 정복은 이제 시작이다.
중간에 포기 하지 않고 목적을 달성하길 기원한다.

질병을 극복한 사람이 되자

제5장까지 마스터한 독자는 이제 마늘에 관해서라면 전문가가 되어 있다고 봐도 괜찮다. 여러 가지 질병에 대해 알 것이고, 마늘이 병을 치료하는 데 어떻게 작용하는지 알 것이고, 마늘을 어떻게 먹어야 하는지 알 것이고…. 어떤 음식과 함께 먹으면 좋다는 것을 알고 있을 테니까. 이런 사람이 박사가 아니면 뭐겠는가.

마늘 박사라는 말에 동의한다면, 앞서 제1장에 나왔던 사람들을 다시 한번 머릿속에 떠올려보자. 다들 치료하기 어렵다는 질병을 극복했다는 점에서, 아픈 사람들 눈에는 그들이 영웅으로 보일 것이다.

그런데 우리나라 사람들은 대체로 '영웅'을 매우 거창하게 생각한다. 평범한 사람들은 할 수 없는 능력이 있다거나, 뭔가 특별한 것이 있는 사람이 영웅이라고 생각한다는 말이다. 물론 부분적으로는 맞는 말이긴 하다.

하지만 영웅을 너무 크게 과장해서 받아들일 필요는 없다. 그 사람들도 몇 개 분야에서만 두각을 나타낸 것이지 모든 분야에 걸쳐 특별한 능력이 있는 것은 아니기 때문이다.

세계를 빛낸 유명인들

60억 명이 모여 사는 지구에는 수천만 명이 넘는 영웅이 살고 있다. 순간적으로 떠오르는 사람들만 꼽아 봐도 빌 게이츠, 루이스 암스트롱, 스티브 잡스, 워렌 버핏, 짐 캐리, 송해, 이영애, 배용준, 박찬호, 이승엽, 박지성, 빅뱅 등등…. 셀 수 없을 정도로 많을 정도로 스타는 많다.

이 사람들의 공통점이 무엇일까? 최고로 인정받는 월드스타? 땡~! 틀렸다. 물론 이들은 모두 각자 분야에서 최고로 인정받는 월드스타이긴 하다. 그런데 나는 월드스타라는 답을 듣기 위해 이 질문을 던진 게 아니다. 전혀 감을 잡지 못하는 사람을 위해 힌트를 조금 주겠다.

빌 게이츠, 루이스 암스트롱, 스티브 잡스, 워렌 버핏, 짐 캐리, 송해, 이영애, 배용준, 박찬호, 이승엽, 박지성, 빅뱅 등등 똑같은 명단 옆에 제1장을 장식했던 주인공들의 이름 이정갑, 이태원, 백승찬을 더해보자. 이제 답을 알겠는가?

이들은 모두 꾸준하게 노력해서 뜻한 바를 이뤘다는 공통점이 있다. 기업가로 성공해서 자선사업을 하는 사람, 세계 최고의 배우가 된 사람,

대한민국에 금메달을 안긴 운동선수, 질병을 극복한 사람들 등등 뭔가 목표를 세우고 그것을 이루기 위해 끊임없이 노력했다는 공통점이 있다. 그렇기 때문에 이들은 충분히 박수 받을 자격이 있다.

그런데 많은 사람들이 이들을 보면서 감동하고 박수치지만 거기에서 그치는 것 같다. 달리 말하면 성공한 사람들의 이야기를 듣고 정서적으로 위안을 받지만, 정작 자신은 계속 박수만 치는 사람으로만 남아 있다는 말이다.

성공한 사람이 적은 이유

분야를 막론하고 성공한 사람은 정말 얼마 안 된다. 고등학교 3학년 학생 300여 명 중 명문대에 진학하는 학생은 대략 3~4명, 프로야구 선수 200명 중 국가대표급 선수는 15명, 요즘처럼 취업이 어려운 시기에 대기업에 입사하는 구직자도 전체에 비해 정말 적은 숫자이다. 너무 당연한 이야기지만 성공하는 게 그만큼 끈기가 필요하기 때문이다.

성공을 향해 가면 자신과의 싸움과 부딪치게 마련이다. 자신과의 싸움에서 지면 그 누가 옆에서 도움을 준다고 해도 승자가 될 수 없다. 생각해보자. 질병을 극복할 수 있는 최고의 시스템을 갖춘 의료진이 환자를 도우려는데, 환자가 나쁜 생활습관을 버리지 못한다면 어떻게 될까? 그 환자는 100%가 아니라 120% 실패한다.

또 재능 많았던 운동 유망선수가 프로무대에서 사라져버린 경우가 얼마나 많은가. 그들은 모두 자신과의 싸움에서 졌기 때문에 하늘이 내려준 재능조차 제대로 살리지 못하고 사라진 것이다.

반대로 재능을 타고나지 않더라도, 자신과의 싸움에서 이겨 세계적인 스타가 된 선수도 있다. 대표적인 예를 하나만 들어보겠다. 축구에 관심 있는 독자라면 박지성 선수를 알 것이다. 작은 체구의 그가 소속된 팀은 세계 최고 프로축구팀 맨체스터 유나이티드(이하 맨유)이다.

맨유에는 최고 수준의 실력을 갖춘 선수들이 즐비하다. 그래서 박지성이 맨유에 입단했을 때 대다수의 사람들이 주전선수가 될 거라 생각하지 않았다. 후보로 몇 분 정도 뛰다가 사라지는 선수 정도? 하지만 그는 지금 중요한 경기에는 선발로 출전할 정도로 당당하게 실력으로 주전자리를 차지했다.

그런데 우리가 눈여겨봐야 할 것은 지금 화려한 박지성 선수가 아니다. 그가 어떤 과정을 거쳐 지금에 이르렀는지 봐야 한다.

박지성은 학창시절 철저하게 무명선수였다. 축구깨나 한다는 선수들은 대부분 프로팀이나 명문대에 들어가지만 그는 그러지 못했다. 솔직하게 말하면 관심조차 받지 못한 그저 그런 선수였다. 그가 일본 프로축구 2부리그팀에 입단하고, 히딩크 감독이 그의 재능을 발견하면서 지금의 박지성이 있게 된 것이다.

평범했던 선수인 박지성. 그가 하루아침 사이에 편하게 자고 일어나 보니, 슈퍼스타들이 득실거리는 축구팀에 주전선수가 될 수 있었을까? 절대 아니다. 그는 보이지 않는 곳에서 세계 수준의 기량을 갖추기 위해 피땀 흐르는 노력을 기울인다. 매일 8시간씩 하루도 빼먹지 않고 연습했기 때문에 지금의 그가 있는 것이다. 끈기가 그를 만들었다.

이쯤 되면 필자가 어떤 말을 하고 싶은지 눈치 빠른 독자는 알 것이

다. 사실 누구나 머릿속에 막연한 꿈을 갖고 산다. 박지성도 예외가 아
닐 것이다. 그도 맨유처럼 세계적인 축구팀에서 뛰고 싶다는 꿈을 꿨을
것이다. 다만 그는 그런 꿈을 현실로 이뤄낼 수 있도록 끈기 있게 노력
했다는 것만 다를 뿐!

　내가 만약 세계 최고 부자가 된다면…. 내가 올림픽에서 금메달을
딴다면…. 내가 세계에서 최고로 아름다운 여배우가 된다면…. 세계 최
고 명문대에 들어간다면…. 내가 불치병을 이겨내고 건강해진다면…
등등 누구나 이런 상상을 할 자유는 있다. 하지만 대부분은 이렇게 생
각하는 수준에 그치고 만다. 그것을 현실로 만들려는 꾸준함은 없다.

꾸준함을 만드는 브레인 스토리

　2009년 일간지 설문조사에 의하면, 직장인 48%가 신년 후 11일이
지나면 신년목표를 흐지부지 포기하게 된다고 한다. 신년 목표를 야심
차게 세우지만 대부분 자신과의 싸움에서 패배한 다음 신년목표를 내
던지고 마는 것이다.

　병 때문에 고생하고 있는 사람은 마음자세가 평범한 사람들에 비해
서 조금 더 진지하다. 하지만 성공하는 사람이 많지 않다는 관점에서
신년 계획 세우는 것과 크게 다르지 않다. 그렇다면 실패하는 대다수의
사람들이 질병을 이겨내려면 어떻게 해야 할까?

　필자가 약속하는데, 한 가지만 지키면 분명히 질병을 이길 수 있다.
솔깃한가? 그것은 바로 '꾸준함'이다. "에이~ 그걸 모르는 사람이 어

디 있냐?"라고 말하는 독자의 아우성이 필자에게까지 들리는 것 같다. 하지만 정말이다. 꾸준하게 이어나가면 반드시 질병을 이길 수 있다.

그런데 이렇게만 말하고 끝내면 정말 하나마나한 소리가 될 것 같다. 방법을 몰라서 못 하는 것이지 몰라서 안하는 게 아니기 때문이다. 그래서 행동을 꾸준하게 할 수 있는 방법을 하나 제시하고자 한다.

그러기 위해서는 한 가지 알고 넘어갈 것이 있다. 바로 생각을 주관하는 뇌다. 마늘 먹고 건강해지자는 건강서에 뇌까지 이야기하는 것은 오바가 아닐까 생각할지도 모르겠다. 그런데 어려운 이야기는 요만큼도 하지 않을 테니까 부담 갖지 말라.

대부분 악기든 컴퓨터든 운동이든 취미로 뭔가 배워본 적 있을 것이다. 그러면 초보일 때 처음 배워 나가는 과정이 얼마나 어려운지 잘 알 것이다. 특히 왕초보일 때처럼 어려운 순간은 없는 것 같다. 그런데 어느 정도 익숙해지고 나면 왜 그렇게 쉬운 걸 제대로 하지 못 했는지 도무지 이해할 수 없다. 대체 왜 그런 걸까?

그 이유는 바로 뇌가 새로운 것에 익숙해지는 데 일정한 시간이 필요하기 때문이다. 배움을 시작하고 대략 3주 정도의 시간이 지나야 왕초보 탈출이 가능하다. 그렇게 되면 실력이 느는 것을 직접 느낄 수 있다. 이렇듯 뇌는 익숙해지는 데 시간이 필요하다.

그런데 3주라는 시간 동안 생각대로 되는 게 거의 없기 때문에 좌절감을 느끼기 쉽다. 많은 사람들이 3주라는 시간의 벽을 넘지 못해서 포기한다. 아까 11일이면 신년계획을 포기한다는 직장인 설문조사를 기억하는가? 11일이면 2주가 채 안 되는 시간이다.

이렇게 어려운 3주라는 시간을 보낼 때, 머릿속에 떠오르는 일련의 생각이 있다. 새로운 습관이 익숙해지기 전이기 때문에 귀찮고 온갖 부정적인 생각들이 머리를 채운다. 10일이 지나가면 점점 더 마음은 불편하고 짜증이 가득해진다. 마음이 이렇다보니 화도 쉽게 난다. 그리고 '난 이것과 맞지 않아' 라고 합리화해버리고 좋은 습관 길들이기를 포기한다.

고혈압 환자를 예로 들어 설명해보자. 고혈압 환자는 짜게 먹는 것에 주의해야 하니까 소금을 평소보다 덜 먹어야 한다. 하지만 평소 음식을 짜게 먹던 사람이 소금을 줄여 먹으면, 별의별 생각이 다 든다. '내가 왜 이런 걸 먹어야하는지' 부터 '살자고 하는 짓인데 어디 맛없어서 밥 먹겠는가?' 까지 온갖 짜증에 휩싸이게 된다. 이렇게 불만이 쌓이다 보면 한번쯤은 평소처럼 짭짤하게 먹어도 괜찮겠지 하고 생각한다. 그 순간 바로 그때까지의 노력은 물거품이 되고 만다.

비만 때문에 고생하는 사람도 그렇다. 적정량보다 많이 먹는 사람이 식사량을 줄이면 뇌는 그것을 스트레스 상황으로 인식한다. 그리고 스트레스를 풀기 위해 음식을 먹도록 상황을 만들어 간다.

그렇게 되면 사람은 사소한 일에도 까칠해지고 부드럽게 넘어갈 수 있는 일도 발끈하고 화를 내게 된다. 흥분하게 되면 마음을 가라앉히기 위해 먹게 되고, 그러고 나면 심리적으로 차분해진다. 한참 먹고 나면 스트레스가 풀려 성격은 부드러워지지만 비만치료는 실패한다.

그러고 나면 '내가 왜 그걸 참지 못하고 먹었을까' 신세 한탄을 한다. 또 자기비하를 하게 되고 자신감은 땅에 떨어지고 우울해진다. 대체로 처음 3주를 경험하는 사람들은 비슷한 심리 과정을 겪는다. 이 시기는 전쟁을 치르는 것만큼 어렵다.

읽는 것만으로도 예전에 실패했던 기억이 떠오르는가? 한 가지 좋은 소식을 알려주겠다. 여러분 대부분이 한번쯤은 겪었을 만한 이 상황은 누구나 다 겪는다는 사실이다. 자기가 특별히 못나서 그런 게 절대 아니다. 그리고 생각만 바꿔 주면 아무렇지 않게 이겨낼 수도 있다. 뇌에 대해 조금 이해하고 나면 상황판단을 더 정확하게 내릴 수 있게 된다는 말이다.

뇌하수체를 잡으면 질병도 잡는다

뇌에는 뇌하수체가 있다. 몸에 필요한 호르몬의 분비와 양을 결정하는 기관으로 매우 중요하다. 평소와 달리 뭔가 균형이 맞지 않으면 뇌하수체는 바로 경고 메시지를 보내서, 뇌가 평소의 수준을 유지할 수 있도록 하는 역할을 한다.

그런데 뇌하수체에는 생각을 하지 않는다. 무슨 말인지 잘 모르겠는 사람도 있을 텐데, 평소 식사량을 예로 한번 알아보자.

평소 밥 한 그릇을 먹는 사람은 밥 한 그릇이 적정량이 된다. 그런데 이 사람이 밥을 세 그릇을 먹으면 어떻게 될까? 뇌하수체는 과식반응을 일으켜 복통도 일어나고 이 고통에서 벗어나기 위해 소화액분비도 평소보다 현저하게 많이 내보낸다.

그러면 반대로 평소 세 그릇에 익숙해진 사람이 한 그릇만 먹으면 어떻게 될까? 당연히 뇌하수체는 음식이 부족하다고 느낄 것이고, 그것을 보충하기 위해 스트레스 반응을 일으키게 된다.

이때 사람들은 대부분 누가 나를 열받게 해서 스트레스를 받게 됐다고 생각한다. 그래서 그것을 풀려다 보니 술, 고기 같은 것들을 먹게 됐다고 말한다. 그런데 이게 사실일까? 사실은 뇌하수체가 평소와 다르게 느껴 경고의 메시지를 보낸 것이지 주변 사람이 스트레스를 받게 한 것은 아니다. 더 정확하게 이야기하면 평소 식사량보다 덜 먹어서 그런 것인데 구차하게 남 탓을 하는 것이다. 인간의 몸은 신기하지 않은가?

독자가 만약 3주 과정을 거치고 있는데, 짜증이 난다면 당장 그 생각을 멈춰라. 알고 보면 처음 3주간의 짜증은 '살이 빠지고 있다' 거나 혹은 '과거 나쁜 습관이 바르게 교정되어 가고 있다' 는 것을 의미하기 때문이다. 그러니 하기 싫다거나 짜증이 나면 '아! 잘 되어가고 있구나.' 라고 생각하면 맞다. 이 시기에 '살 빼는 건 너무 어려워. 난 싱겁게 먹을 수 없는 체질이야.' 라고 생각하는 것은 몸을 망친다.

긍정적 생각의 길을 만들어라

처음 3주 간의 시간을 현명하게 보내려면 어떻게 해야 할까? 그러려면 평소 자신이 어떤 순간에 짜증을 내는지 살펴볼 필요가 있다. 부정적인 감정에 휩싸일 때마다 경고의 종을 울려서 일단 그 생각을 멈춰야 한다. 그리고 원인이 자신에게 있는지 아니면 정말 밖에서 원인 제공을 한 것인지 체크해 볼 필요가 있다.

만약 짜증의 원인이 자신에게 있다면 요즘 새롭게 들이는 좋은 습관이 뇌 속에서 자리 잡아 가는 것이라 생각하라. 그러면 자신의 행동을 한결 더 통제할 수 있을 것이다. 짜증 같은 부정적인 생각을 머릿속에 넣고 생활하다 보면 몸도 부정적인 에너지에 반응하기 때문에 몸도 더 나빠진다. 그리고 그런 부정적인 감정은 뇌하수체가 평소와 다름을 느꼈기 때문에 생긴 것이지 진실이 아닐 가능성이 더 높다.

몸에 나쁜 행동을 골고루 골라가며 하는 사람이 왜 병이 낫지 않느냐고 한탄하고 있다고 생각해보자. 이런 사람의 병이 나을까? 오히려 병이 심해지면 심해지지 낫지 않다.

앞서 살펴 본 것처럼 밥을 세 그릇을 먹고 싶다고 생각하는데, 정작 한 그릇밖에 먹을 수 없다고 생각해보라. 얼마나 스트레스가 심하겠는가. 이처럼 현실과 욕망의 차이가 크면 클수록 스트레스가 생기기 마련이고 몸은 아플 수밖에 없다.

반대로 세 그릇이 먹고 싶어도, 한 그릇만 먹고 긍정적으로 자신을 달래는 사람이 있다면 어떨까? 그 사람의 뇌하수체는 시간이 조금 지나고 나면 한 그릇을 적정량으로 받아들이게 된다. 같은 현상도 부정적으로 보느냐 긍정적으로 보느냐에 따라 결과는 확연하게 달라진다.

지금 먹는 것을 예로 들었으니까 비만 환자에게만 해당되는 말일까? 이런 정도로 이해력이 떨어지는 독자가 없길 바란다. 이런 경험은 많은 사람들이 공유할 만한 것이기에 예로 든 것이지 비만 환자만을 위한 이야기가 아니다. 이런 상황은 모든 질병에 공통적으로 해당되는 말이다.

무엇보다 긍정적인 생각을 머릿속에 넣고 3주를 보내야 하는 가장 큰 이유는 나쁜 습관을 고치지 않고는 병이 낫지 않기 때문이다. 이것보다 중요한 이유가 뭐가 있겠는가.

이제는 독자가 주인공이 될 시간이다

처음 3주간만 열심히 하면 독자도 성공할 가능성이 높다. 처음 3주 동안 기본습관을 들이면 어려운 고비는 상당히 많이 넘은 것이기 때문이다.

"그러면 김 선생 3주 동안만 하면 병이 낫는 거요?" 이렇게 묻고 싶은 독자가 있다면 제6장을 처음부터 다시 읽기 바란다. 사람에 따라 질병의 정도가 다르고 습관을 들이는 시간이 다르다. 필자는 대략 3주가 지나면 습관에 익숙해진다는 사실을 말하는 것이지 병이 낫는다고 말하고 있는 것이 아니다. 3주면 병이 완치된다? 그렇게 조급하게 마음먹는 것 자체가 욕심이고 몸에 스트레스 반응을 일으킨다. 그러면 건강이 좋아질까?

장기계획을 세워라

위암 2기를 극복했던 이태원 씨는 병을 치유하는 과정을 등산에 비유했다. 그는 산을 오르겠다는 목표를 세우되, 천천히 끝까지 오르겠다고 다짐했다. 실제 이태원 씨가 등산을 좋아해서 그런지 몰라도 필자에게 해주는 설명이 상당히 그럴듯하게 들렸다. 그는 암을 이기는 데 필요한 시간을 최소 7년이라고 생각했다.

독자도 장기적으로 생각하고 마늘식이요법에 임하길 바란다. 평지 100m를 달리는 것처럼 1500m가 넘는 산을 오르려 한다면 어떻게 될까? 200m도 오르지 못하고 지쳐버리고 말 것이다. 그런 것처럼 마늘이 몸에 좋다고 한 끼에 적당량을 먹는 게 아니라 지나치게 먹으면 부작용으로 고생한다.

너무 짧은 시간에 모든 것을 끝내려는 사람들이 의외로 많다. 필자가 주변 사람들에게 어떤 음식이 몸에 좋다고 말하면 무식하게 많이 먹는 사람들의 이야기를 가끔 한다. 그러면 사람들은 그렇게 어리석은 사람들이 있나 하며 비웃는다. 그런데 이런 사람들이 정말 많다는 사실이 나는 무섭다. 여러 번 되풀이해서 말하는데, 반드시 적당한 양을 먹자. 너무 많이 먹어서 아프지 말자.

마늘을 먹고 건강이 좋아진 사람은 정말 많다. 이 책에 수록된 사례자는 3명이지만 마늘의 기적을 체험한 사람은 셀 수 없을 정도로 많다. 아토피 환자, 목 통증이 좋아진 선생님, 탈모증으로 고생하던 사람, 정력 감퇴로 고민하던 중년 남성 등등 종류도 매우 다양하다.

마지막으로 미국인 부동산 사업자 돈 코핸이 자신의 질병과 싸우기 위해 만들었던 준비 체크리스트를 첨부하겠다. 간단한 표지만 그것을 어떻게 이용하는가에 따라서 엄청나게 좋은 결과를 얻을 수 있다.

자! 이제 끝이다.

마늘 책을 읽었으면 이제 직접 마늘을 먹고 건강이 좋아지는 효과를 경험하기 바란다. 이제 독자도 박수만 치는 들러리가 아니라 당당하게 주인공이 되길 바란다.

준비 체크리스트

문제가 무엇인가?	
상황 요약	

목표	**최종 목적지 정하기** •나는 이 문제에 대해 어떻게 대응하고 싶은가? 혹은 이를 통해 무엇을 성취하길 원하는가?	
선례	**목표와 비슷한 경험사례 찾기** • 이와 비슷한 상황에서 겪었던 내 경험은 무엇인가? 혹은 다른 이들은 어떻게 대처했는가? 그런 상황의 결과를 보여주는 사례는 무엇인가?	
대안	**발생할 수 있는 다양한 결과 고려하기** •대안들은 나의 목표를 얼마나 충족하나? 일이 잘 풀리지 않으면 어떤 일이 생기는가? 상대방이 나와 거래하지 않는다면 그의 다른 대안은 무엇일까?	
관심사	**상대편의 진짜 목적 파악하기** •상대방이 원하거나 필요로 하는 것 중 내가 해결해 줄 수 있는 일은 무엇인가?	

전략/ 다음 단계들	**계획 세우기** •어떤 단계를 밟아야 하는가? 그리고 언제, 어떻게 착수할 예정인가?	
일정	**기간별로 이루려는 목표 정하기** •전략에 따른 과정 중에 어떤 단계를 언제까지 완수하기를 기대하는가?	
팀	**팀 정하기** •이 일을 혼자 할 것인가, 다른 사람들과 함께 할 것인가? 팀원들의 역할은 무엇인가? 나는 팀원들에 대해 얼마나 아는가? 지금까지의 이력, 성격 등.	
각본	**전하고자 하는 메시지나 제안을 적기** •각본에 들어갈 탐문용 질문과 가상적 상황은 무엇인가? 선의의 악역을 맡은 팀원이나 지인들은 각본에 대해서 어떻게 생각하는가? 각본을 완성한 후에는 연습을 통해 상대방에게 메시지를 당당히 전할 수 있는 자신감을 쌓는다.	

부록

마늘의 영양성분

마늘은 파나 양파에 비하여 열량이 높으며 단백질, 지방, 탄수화물이 많고 이밖에 철분, 티아민, 리보플라빈도 많이 함유하고 있어 영양이 풍부한 식품이다. 마늘 한 쪽을 놓고 보면, 솔직히 대단하다는 생각이 들지 않는다. 더구나 어렵지 않게 구할 수 있고, 양념으로 많이 사용하고 있어서 하찮게 느껴질 수도 있다. 그런데 마늘 안에는 정말 다양한 영양소가 들어 있다.

수분

마늘의 수분함량은 64%로 같은 백합과 채소인 파나 양파에 비해 수분함량이 적은 편이다.

당질

마늘에 있는 당질은 100g당 약 34g으로 파나 양파에 비하면 상당히 많이 들어 있다. 특히, 마늘을 삶거나 구웠을 때 나는 단맛은 마늘의 당질을 구성하고 있는 포도당, 설탕, 과당, 맥아당 때문에 나는 것이다. 당질의 대부분은 프락탄이라 부르는 이눌린구조를 가진 올리고당이다.

단백질

마늘의 단백질은 다른 채소에 비하면 상당히 많이 함유되어 있다. 그리고 마늘 단백질을 구성하고 있는 아미노산 조성은 곡류 단백질에 부족한 필수 아미노산이 많다. 다음 표를 참고하자.

▶ 마늘의 아미노산 함량 (식품 성분분석표 : 농촌진흥청)

아미노산	함량(mg/100g 식품)	아미노산	함량(mg/100g 식품)
이소로이신(Ile)	110~150	발린(Val)	190~250
로이신(Leu)	190~260	히스티틴(His)	100~130
리진(Lys)	220~290	아르기닌(Arg)	990~1,300
메티오닌(Met)	52~70	알라닌(Ala)	160~220
시스틴(Cys)	76~100	아스파르트산(Asp)	470~630
페닐알라닌(Phe)	140~190	글루탐산(Glu)	720~960
티로신(Tyr)	130~170	글리신(Gly)	140~180
트레오닌(Thr)	140~190	프롤린(Pro)	140~180
트립토판(Trp)	70~94	세린(Ser)	150~210

무기질

마늘은 칼슘과 철분이 비교적 많은 편이다. 특히, 항산화, 항암효과를 발휘하는 셀레늄, 아연, 게르마늄이 풍부하다.

비타민

마늘에는 비타민이 다른 채소에 비하여 비교적 많이 함유되어 있다. 마늘에 들어 있는 비타민의 종류로는 나이아신, 비타민C, 티아민(비타민 B_1), 리보플라빈(비타민 B_2), 비오틴 등이 있다. 특히, 비타민 B_1이 풍부하다.

▶ 마늘의 가식부분 100g당 영양성분 (식품 성분분석표 : 농촌진흥청)

종류	수분 (%)	열량 (kcal)	단백질 (g)	지방 (g)	탄수화물 (g)	회분 (g)	칼슘 (mg)	철분 (mg)	B_1 (mg)	B_2 (mg)	C (mg)
마늘	64.0	120.0	9.2	0.2	25.0	1.6	14	1.0	0.20	0.10	9
마늘쫑	51.0	82.8	2.6	0.4	13.5	0.7	24	0.9	0.26	0.22	56
마늘장아찌	78.3	53.0	3.8	0.2	11.5	6.2	32	0.8	0.09	0.05	0

마늘의 특수성분

아데노신

아데노신은 혈액이 응고되어 굳는 것을 막는 기능이 있다. 피브린이라는 성분이 피를 굳게 하는데, 아데노신은 이를 막는다. 이것은 심장병을 막아주는 효과가 있으며 생마늘 뿐 만 아니라 조리한 마늘에서도 그 효과가 있다.

스코르디닌

스코르디닌은 아미노산의 일종으로 냄새가 없고 강장효과와 근육증강효과가 있다. 비타민 B_1의 체내 보유를 5~6배 증가시키는 작용을 해서 신진대사를 촉진시킨다. 또 스테미너강화, 항스트레스, 콜레스테롤 저하, 항암, 항갱년기, 모유분비촉진, 항결핵, 혈압강하, 항위장병, 말초혈관확장, 항신경통, 항피로, 체력증진, 성장촉진 등의 기능이 있다.

크레아틴

스코르디닌 안에 있는 성분으로 근육수축과 관계가 있으며 근육의 증강과 발육성장에 도움이 된다. 이 성분으로 만든 근육보충제가 있다.

셀레늄

마늘에는 셀레늄이 많이 들어있다. 셀레늄의 대표적인 기능은 무엇보다 항산화작용에 있다. 셀레늄의 항산화 작용은 천연 항산화제로 알려진 비타민E보다 거의 2,000배나 강한 효과를 낸다. 셀레늄의 또 다른 기능은 항암작용으로 주로 전립선암, 대장암, 폐암, 간암, 유방암, 췌장암 등에 효과가 있는 것으로 알려져 있다.

1996년 미국 의학회지에는 60대 남성 1,300여 명을 대상으로 매일 $200\mu g$의 셀레늄을 복용시킨 후 암 발생률을 조사한 연구 결과가 발표되었다. 이 연구에서

는 전립선암의 발생률이 63%, 대장암은 58%, 폐암은 46%씩 낮아진 것을 관찰
할 수 있었고, 이들 암 외에 다른 암의 발생률도 37% 가까이 감소되었다.

일반적으로 균형 잡힌 식사를 하는 경우에는 셀레늄이 부족하여 문제가 되지
않지만 만성적으로 스트레스를 받거나 환경오염물질에 노출되는 경우, 셀레늄
을 많이 먹어야 한다.

아연

일명 성무기질이라고 불리며 체내에서는 남성의 고환에 50% 정도가 집중되어
있다. 정자의 생성과 태아의 발달에 필요하다. 마늘의 아연 함유량은 어떤 식
물보다도 월등히 높다.

아연은 여러 가지 체내 대사과정과 관련된 금속효소의 작용을 돕고 백혈구의
면역작용과 인체의 성장 발달을 돕는다. 또한 췌장 호르몬인 인슐린의 작용을
돕는다. 아연은 혈액응고 과정에서 혈소판과 함께 긍정적인 작용을 하고, 갑상
선 호르몬에 영향을 준다. 시각색소에서 레티놀의 활성형인 레티날의 생성에
필요하고, 정상적으로 짠맛을 느끼고 상처를 치유하는 데도 필요하다.

게르마늄

게르마늄은 체내효소의 작용을 원활하게 하고 피로 회복이나 지구력을 증가시
킨다. 그리고 항암작용이 있다. 게르마늄은 소변으로 전부 배설되므로 체내에
남아 다른 부작용을 일으키지 않는다. 마늘에는 게르마늄이 많이 들어있다. 마
늘의 게르마늄 함유량은 알로에의 10배가 넘는다.

유황화합물

마늘에는 알린, 알리신, S-알릴시스테인, 시스테인, 설파이드, S-알릴머르캅
탄 등을 비롯하여 유황을 함유한 다양한 물질이 들어 있다.

▶ 마늘 중 특수성분의 효능

성분	효능
스코르디닌	무취, 강장효과, 근육증강효과
크레아틴	스코르디닌의 성분, 근육증강효과, 성장발육효과
게르마늄	스테미너 증진, 피로회복, 항암
셀레늄	항암, 항산화
아연	정자생성
사포닌	항암, 혈중 콜레스테롤 저하, 항혈전

▶ 마늘소비와 암발생 역학조사 연구(숫자 1이하는 예방효과 있으며, 작을수록 예방효과 큼)

성분	암종류	대상자수/대조군수	마늘의 형태	비율
아르헨티나	대장암	110/220	마늘과 양파	0.3
중국	위암	>100,000	생마늘(20g/일)	0.08
중국	위암	564/1131	마늘(>4g/일)	0.7
중국	후두암	201/414	마늘	0.55
이태리	위암	1016/1159	익힌마늘	0.5
이태리	위암	1000/1150	마늘, 양파	0.8
이란	식도암	344/688	마늘피클	0.6
스위스	대장암	107/318	마늘	0.65
스위스	유방암	274/572	마늘	0.6
미국, 아이오와	대장암	41,837(cohort)	마늘(≥1회/주)	0.65
미국, 캘리포니아	대장폴립	488/488	마늘(≥1회/주)	0.63

▶ 백혈구의 구성과 기능

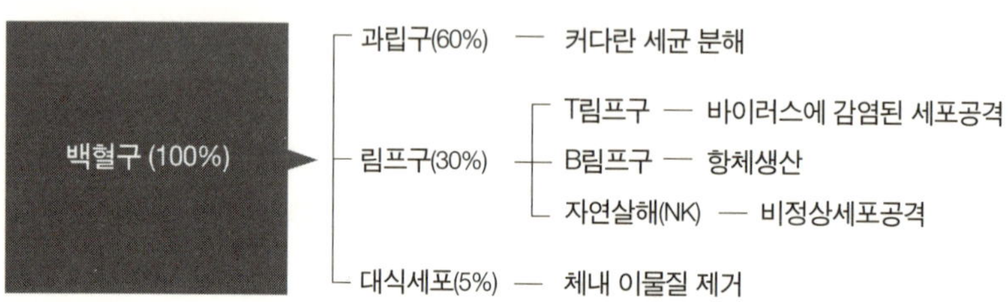

인체에는 외부에서 침입하는 병원균, 바이러스 같은 이물질(항원)을 공격해 없애는 방어 장치가 있다. 이것을 면역력 또는 면역시스템이라고 한다.

면역의 중심적인 역할을 담당하는 것이 백혈구인데 우리 몸에 있는 백혈구는 60%의 과립구와 35%의 림프구, 5%의 대식세포로 이루어져 있다.

과립구는 세균처럼 외부에서 들어오는 입자가 큰 이물질들을 통째로 삼켜서 분해하는 역할을 한다. 보다시피 백혈구는 여러 구성체가 팀플레이를 한다. 이런 작용을 통해 질병으로부터 몸을 보호하는 역할을 한다.

림프구는 과립구가 처리할 수 없는 바이러스처럼 세균보다 작은 이물질의 처리를 담당한다. 림프구에는 T림프구와 B림프구 및 자연살해(NK)세포가 있다. T림프구 중에서 킬러T세포(또는 살해T세포)는 암세포나 바이러스에 감염된 세포 등을 직접 공격해 파괴하는 기능이 있다. B림프구는 항체(면역글로불린) 생산한다. 자연살해(NK)세포는 몸속에서 생기는 비정상적인 세포를 공격해서 그 세포가 이상해져서 분화하는 것을 막는다.

대식세포는 체내에 들어오는 이물질을 잡아 먹는 역할을 한다.

음식과 암

지방

지방이 높은 음식은 대장암, 직장암, 전립선암, 자궁내막암 등의 암에 걸릴 위험이 늘어난다. 탄수화물, 단백질, 지방은 우리 몸에서 에너지를 만드는 영양소인데, 이중 지방은 탄수화물과 단백질에 비해 2배 이상의 에너지를 만들어 낸다. 몸에서 지방이 대사될 때 생기는 찌꺼기가 많아서 여러 가지 질병의 원인이 된다. 따라서 고지방식을 하면 비만이 될 가능성이 높고 암의 위험도도 증가하게 된다. 그런데 지방의 종류에 따라서 차이가 있다. 지방이라고 다 병의 원인이 되는 것은 아니다. 동물성 지방은 유방암과 전립선암의 발생 위험도를 높이지만, 생선기름(어유)은 암 발생 위험도를 낮춘다.

육류 조리 시 발생하는 발암물질

육류나 생선을 불에 구워 요리할 때, 특히 불꽃에 직접 닿을 때 암을 촉진하는 물질인 헤테로사이클릭 아민(heterocyclic amines)이 육류나 생선의 표면에 생긴다. 그리고 기름이 불 속으로 떨어지면, 음식에 닿는 연기와 불꽃에 의해 발암물질이 만들어진다. 따라서 고기를 석쇠에 굽거나 바비큐를 하거나 기름에 튀겨서 섭취하는 경우 위암, 결장암, 직장암, 췌장암, 유방암 등에 걸릴 확률이 높아진다.

염장식품

소금이나 소금에 절인 음식은 위암에 걸릴 확률을 높인다. 이는 소금에 절인 음식을 많이 먹는 아시아 국가들이 유럽이나 미국보다 위암 발생률이 높다는 사실을 봐도 알 수 있다. 따라서 소금의 섭취를 줄이는 것이 암 예방뿐만 아니라 고혈압 등과 같은 성인병을 예방하는 1석 2조의 효과를 거둘 수 있다.

항산화제(antioxidants)

항산화제는 활성산소에 의한 손상을 막고 암의 위험도를 낮춘다. 활성산소는 세포의 정상적 대사과정 중에서 생기지만, 세포내 DNA · 단백질 · 지질 등을 공격하여 손상을 입힌다. 항산화제는 이런 활성산소를 중화시켜 세포 손상을 감소시킨다. 항산화작용을 가진 것으로 알려져 있는 성분으로는 비타민C, 비타민E, 베타카로틴 그리고 셀레늄 등이 있다.

식이섬유소(dietary fiber)

식이섬유소는 사람의 소화효소로는 분해되지 않아 체내로 흡수되지 않지만, 우리 몸을 건강하게 유지하기 위해서는 반드시 먹어야 하는 물질이다. 주로 곡류, 과일, 채소 등에 많이 들어있다. 하지만 식이섬유소를 지나치게 많이 섭취하고 물을 적게 마실 경우 오히려 변을 단단하게 만들어 변비에 걸릴 수 있다. 그리고 칼슘, 아연, 철분 등 무기질의 흡수를 방해할 수 있으며, 장내 가스를 많이 발생시킬 수 있기 때문에 지나치게 많은 양을 먹는 것은 바람직하지 않다.

파이토케미컬(phytochemical)

파이토케미컬은 과일, 채소, 곡류 등의 식물에 함유되어 있는 생리활성을 지닌 자연물질이다. 이들 물질은 영양소는 아니지만, 비타민, 무기질, 섬유소 등의 영양소와 더불어 우리 몸을 건강하게 한다. 파이토케미컬은 주로 과일과 채소의 색(초록색, 노란색, 빨간색, 청보라색, 흰색)과 많은 관련이 있다.

다양한 색의 과일과 채소를 먹는 것이 암이나 심장질환 같은 만성질환에 걸릴 위험성을 낮춘다고 알려져 있다. 파이토케미컬은 항산화 작용, 해독작용, 면역 기능, 호르몬작용, 항박테리아, 항바이러스 등의 기능이 있다.

참고문헌

1. 책

- 가토 요시오(이민구 역) :《기적의 마늘치료법》, 민예사, 서울, 1999

- 김미리, 송효남 :《현대인의 음식보감》, 교문사

- 김영애 :《식보약보》, 광목각, 서울, 2000

- 김우정, 최희숙 :《천연향신료》, 효일, 서울, 2001

- 나가이 가쓰지(기준성 역) :《마늘민간요법》, 국일미디어, 서울, 2001

- 나가이 가쓰지(기준성 감수, 한성희 옮김) :《신비의 마늘요법》, 국일문학사, 서울, 1994

- 나우현 :《최신 마늘 양파 파》, 오성출판사, 1994

- 농촌진흥청 :《마늘재배》, 농촌진흥청, 2001

- 닐 캠벨(김명원 옮김) :《생명과학(제3판)》, 라이프사이언스, 2002

- 도변정 :《마늘건강법》, 明志出版社., 1989

- 명승권, 김선욱, 김소영, 김수민, 김형숙, 노정실, 서상수, 서호경, 신해림, 원영주, 위경애, 이강현, 이은숙, 이준호, 이희석, 정규원, 정진수, 조영아, 홍창원 :《암과 음식, 국립암센터》, 경기도 고양, 2006

- 박무현 :《놀라운 마늘의 약효》, 건강다이제스트, 1995

- 박홍현, 이영남, 이경희, 김태희 :《마늘의 세계》, 도서출판효일, 서울, 2004

- 와타나베 쇼 :《식사로 암을 예방한다》, 사람과 책, 2005

- 윤서석 :《한국음식-역사와 조리법》, 수학사, 2000

- 충청북도농업기술원 마늘특화작목산학연협력단 :《최신 마늘재배와 이용 (주)

동양프로젝트》, 충청북도, 2006

- 이석원 : 《고추.마늘.양파》, 오성출판사, 1987

- 이석원 : 《영농기술. 고추.마늘.양파》, 오성출판사, 1982

- 이성우 : 《고려이전의 한국식생활연구》, 항문사, 서울, 1978

- 이성우 : 《한국식품문화사》, 교문사, 서울,1997

- 이승구 : 《마쇄 마늘 녹변 물질 분리 및 구명에 관한 연구》, 농림부, 2006

- 이승환 : 《(웰빙 식품) 마늘 건강법》, 청연, 2007

- 이우승 : 《(생산과 이용)마늘.생강》, 송원문화사,1983

- 정금주 : 《마늘의 힘》, 중앙생활사, 서울, 2003

- 정동효 : 《식품의 생리활성》, 선진문화사

- 정동효, 정성욱 : 《마늘의 과학》, 월드사이언스, 서울, 2005

- 조재선 : 《식품재료학, 7판》, 문운당, 서울, 1999

- 主婦の友社 : 《마늘의 힘》, 중앙생활사, 2004

- 전희정 : 《(전희정 교수의) 마늘이야기: 마늘의 효능 및 이용음식》, 지구문화사, 2002

- 천지인, 건강연구회 : 《사람을 살리는 마늘 치료법, 신비의 명약 마늘 알고 먹자》, 황금두뇌, 2004

- 한국전통음식연구소 : 《한국음식 세계화 표준조리법 아름다운 한국음식 300선》,한국전통음식연구소, 서울, 2008

- 황재문 : 《백합과채소재배기술(마늘)》, 이우승박사 화갑기념논집, P.14~80

- 황혜성, 한복려, 한복진 :《한국의 전통음식》, 교문사, 2002

- 永井勝次 : 《よく效くにんにくの神秘的 藥效》, 近代文藝社, 2000

- 有元葉子 外 齊光子 編輯 : 《にんにく秘密 レシピ200》, 主婦と 生活社, 2005

- Ensminger, A. H. : *Foods and Nutrition Encyclopedia, 2nd ed.*, CRC press, London, 1994

- Carol Ann Ringler : *The Complete Book of Food*, World Almanac, New York, 1987

- Brewster, J.L. : *Onions and other veretable Alliums*, CAB International, 1994

- Kenneth. T. Farrell : *Spices, Condiments and seasnings*, Van Nostrand Reinhold, New York, 1985

2. 학술잡지

- 이정희, 김미리 : 《향신채의 조리중 기능성 변화》, 한국식품조리과학회지 24(1) 132-156, 2008

- 김성수 , 이재현 , 오봉석 , 신말순 , 김영표 , 이삼준 , 권순욱 , 오창석 : 《홍삼 및 홍삼·마늘 투여가 지구성 운동 후 피로회복에 미치는 영향》, 한국체육학회지, 34회 학술발표회 논문집 514-526, 1996

- 노임환, 남승우, 명나혜, 김정택, 신지현: 위장관 : 《Helicobacter pylori 생장 억제 물질로서의 마늘의 효과 - In Vivo》, In Vivo 연구, 대한소화기학회지, 4(3), 159-165, 2002

- 박무현, 김건희, 하상도, 영정승차 : 《감기 바이러스(인플루엔자) 감염에 대한 마늘의 방어효과》, 한국식품영양과학회지 29(1) 128-133, 2000

- 백영호 : 《장시간운동시 마늘섭취가 항피로 및 피로회복에 미치는 영향》, 한국영양식량학회지 24(6) 970-977, 1995

- 신동선, 이영춘 : 《마늘로부터 추출한 Alliin-alliinase 반응물질의 항미생물성》, 산업식품공학회지 6(1) 67-72, 2002

- 서상태, 이중섭, 박종한, 한경숙, 장한익 : 《마늘오일을 이용한 오이와 토마토

흰가루병 방제식물병 연구》, 한국식물병리학회 12(1) 51-54 2006

- 서화중, 서유석 : 《납중독 흰쥐에서 식이 마늘 즙의 해독효과에 관한 연구》, 한
  국식품영양과학회지 34(3) 342-350, 2005

- 백영호 : 《장시간 운동시 마늘섭취가 항피로 및 피로회복에 미치는 영향》, 한
  국영양식량학회지 24(6) 970-977, 1995

- 영정승차, 박무현, 하상도, 김건희 : 《감기바이러스(인플루엔자) 감염에 대한
  마늘의 방어효과》, 한국식품영양과학회지 29(1), 128-133, 2000

- 이영춘, 신동선 : 《마늘로부터 추출한 Alliin-Alliinase 반응물질의 항미생물성
  (Aantimicrobial Activities of Alliin-Alliinase Reation Compounds
  Extracted from Garlic)》, 산업 식품공학, 6(1) 67-72, 2002

- 이진헌, 정문호 : 《임신흰쥐에서 모체와 태자의 장기에 축적되는 수은에 대한
  마늘의 저감효과에 대한 연구》, 한국환경위생학회지, 22(3) 17-27, 1996

- 전희정, 백재은 : 《처리법을 달리한 마늘첨가 식이가 자발성 고혈압 쥐의 혈액
  에 미치는 영향》, 한국식품영양과학회지 26(1).103-108, 1997

- 정건섭, 강승연, 김지연 : 《병원성 세균과 젖산균에 대한 마늘의 항균작용》, 한
  국미생물생명공학회지 31(1) 32-35, 2003

- 정건섭, 김지연, 김영민 : 《생마늘즙과 열처리 마늘즙의 항균활성 비교》, 한국
  식품과학회지 35(3) 540-543, 2003

- 최선영, 김형식, 이수정, 손미예, 신정혜, 성낙주 : 《마늘 추출물이 N-Nitro-
  sodimethylamine의 생성에 미치는 영향》, 한국식품영양과학회지 35(6)
  677-682, 2006

- Adler AJ., Holub BJ. : *Effect of garlic and fish-oil supplementation on
  serum lipid and lipoprotein concentrations in hypercholesterolemin men,*
  Am J Clin Nutr, 65(2):445-450, 1997

– Ali M., Thomson M. : *Consumption of a garlic clove a day could be beneficial in preventing thrombosis*, Prostaladins, Leukot. Essent. Fatty Acids, 53:211-212, 1995

– Amimoto T., Matsura T., Koyama S., Nakanishi T., Yamada K., Kajiyama G. : *Acetaminophen–induced hepatic injury in mice; The role of lipid peroxidation and effects of pretreatment with coenzyme Q10 and α–tocopherol*, Free Radic, Biol. Med 19:169–176, 1995

– Apitz-Castro R., Badimon JJ. : *Effect of ajoene, the major antiplatelet compound from garlic*, on platelet thrombus formation. Thromb, Res 68:145–155, 1992

– Auer W., Eiber A., Hertkorn E., Hoehfeld E., Koehrle U., Lorenz A., Mader F., Merx W., Otto G., Schmid-Otto B.,: *Hypertension and hyperlipidaemia: garlic helps in mild cases*, Br J Clin Pract Suppl 69:3-6, 1990

– Augwafo F.F : *Migration and prostatic cancer*, J Natl Med Assoc 90:720-3, 1998

– Awouters F., Niemrgeers CJE., Van Den Berk J., Van Nueten JM., Lenaerts FM., Borgers M., Schellekens KH.L, Broeckaert A., De Cree J., Janssen PAJ. : *Oxatomide, a new orally active drug which inhibits both the release and the effects of allergic mediators*, Experientia 339(12):1657–1659, 1997

– Bal DG., Foerster SB., Backman DR., Lyman DO. : *Dietary change and cancer challenges and future direction*, J Nutr. 131:181–185, 2001

– Banerjee SK., Maulik SK.: *Effect of garlic on cardiovascular disorders*, a

216

review, Nutr J. 19:1-4, 2002

- Bordia A., Verma SK., Srivastava KC. : *Effect of garlic (Allium sativum) on blood lipids, blood sugar, fibrinogen and fibrinolytic activity in patients with coronary artery disease*, Prostaglandins Leukot Essent Fatty Acids, 58:257?263, 1998

- Bordia AK., Joshi HK., Sandya YK., Bhu N. : *Effect of essential oil of garlic on serum fibrinalytic activity in patients with coronary artery disease*, Atheroselerosis, 28:155, 1997

- Briggs WH. Xiao H, Parkin KL, Shen C, Goldman IL, : *Differential inhibition of hyman platelet aggregation by selected Allium thiosulfinates*, J Agric Food Chem, 48: 5731-5735, 2000

- Brosche T., Platt D. : *Knoblauchtherapie und zellulaere Immunabwehr im alter*, Z. phytother, 15:23-24, 1994

- Burger RA., Warren RP., Lawson LD., Hughes BG. : *Enhancement of in vitro human immune function by Allium sativum L.(garlic) fraction*, Int. J. Pharmacogn 31:169-174, 1993

- Chi MS., Koh ET., Stewart TJ. : *Effect of garlic on lipid metabolism in rats fed cholesterol or lard*, J Nutr 12:241?248, 1982

- Chutani SK., Bardia A. : *The effect of fried versus Raw garlic on fibrinolytic activity in man*, Atherosclerosis, 38:417-421, 1998

- Collins AR. : *Antioxicant intervention as a route to cancer prevention*, Eur J Cancer, 441:1923-1930, 2005

- Commings JH., Bingham SA. : *Diet and the prevention of cancer*, BMJ. 317:1636-40.review, 1998

- Correa P. Chemoprevention or garstric cancer : *has the time come?*, J Chin Oncol, 2003;21:270s-271s

- DeBoer LWV., Folts JD. :*Garlic extract prevents acute platelet thrombus formation in stenosed canine coronary arteries*, Am Heart J., 117 : 973?975, 1989

- Dirsch VM., Kiemer AK., Wagner H., Vollmar AM. : *Effect of allicin and ajoene, two compounds of garlic, on inducible nitric oxide synthase*, Atherosclerosis, 139(2) : 333-339, 1998

- Fail JN. : *Biochemical aspects of drug and hormone action on adipose tissue*, Pharmacol Rev 25: 67-118, 1973(5장)

- Fontaine : *Mayo Clinic staff*, MD Anderson Cancer Center [The University of Texas], 2004

- Giovannucci E., Rimm EB., Colditz GA. : *A prospecitive study of dietary fat and risk of prostate cancer*, J Natl Cancer Inst, 85:1571-9, 1993

- Guler ML., Gorham JD., Hsieh CS., Mackey AJ., Steen RG., Dietrich WF., Murphy KM. : *IL-12 responsiveness in TH 1 cell development*, Science 271:984-987, 1996

- Hirao Y., Sumioka I., Nakagami S., Yamamoto M., Hatono S., Fuwa T., Nakagawa S. : *Activation of immunoresponder cells by the protein fraction from aged garlic extract*, phytother.Res 1:161-164, 1987

- Hu JJ. Yoo J.S.H, Lin M., Wang EJ., Yang CS. : *Protective effects of diallyl sulfide on acetaminophen-induced toxicities*, Food Chem, Toxicol 34:963-969, 1996

- I Arnault, JP Christides, N Mandon, T Haffner, R Kahane, J Auger : *High-*

perfomance ion-pair chromatography method for simultaneous analysis of allliin, deoxyalliin, allicin and dipeptide precursors in garlic products using multiple mass spectrometry and UV detection, Jounal of Chromatography A 991:65-75, 2003

- Ichikawa M., Ide N., Ono K.Ichikawa. : *Changes in organosulfur compounds in garlic cloves during storage*, J Agri Food Chem, 54(13):4849-4854, 2006

- Jarenberg J., Giese C., Zimmermann R. : *Effect of dried garlic on blood coagulation, fibrinolysis, platelet aggregation and serum cholesterol levels in patients with hyperlipoproteinemia*, Atherosclerosis, 74:247-249, 1998

- Jollow DJ., Mitchell JR., Potter WZ., Davis DC., Gillette JR., Brodie BB. : *Acetaminophen-induced hepatic necrosis Ⅱ. Role of covlent binding in vivo*, J. Pharmacol.Exp.Ther 187:195-202, 1973

- Jollow DJ., Mitchell JR., Zampaglione N., Gillette JR. : *Bromobenzene-induced liver necrosis. Protective role of glutathione and evidence for 3,4-bromobenzene oxide as the hepatotoxic metabolite*, Pharmacology, 11:151-169, 1974

- Kagawa K., Matsutaka H., Yamaguchi Y., Fukuhama C. : *Garlic extract inhibits the enhanced peroxidation and production of lipods in xarbon tertrachloride-induced liver injury*, Jpn.J.Pharmacol, 42:19-26, 1986

- Kiesewetter H., Jung F., Jung EM., Blume J., Mrowietz C., Birk A., Koscielny J., Wenzel E. : *Effects of garlic coated tablets in peripheral arterial occlusive disease*, Clin Investig, 71(5):383-386, 1993

– Kim–Park S., Ku DD. : *Garlic elicits a nitric oxide–dependent relaxation and inhibits hypoxic pulmonary vasoconstriction in rats*, Clin Exp Pharmacol Physiol, 27:780?786, 2000

– Konig FK., Scineider B. : *Knoblauch bessert Durch–blutungstorungen*, Arztliche pp. 44?35, 1986

– Ku DD., Abdel-Razek TT., Dai J., Kim–Park S., Fallon MB., Abrams GA. : *Garlic and its active metabolite allicin produce endothelium–and nitric oxide-dependent relaxation in rat pulmonary arteries*, Clin Exp Pharmacol Physiol 29(1–2):84–91, 2002

– Kyo E., Uda N., Suzuki A., Kakimoto M., Ushijima M., kasuga S., Itakura Y. : *Immunomodulation and anti–tumor activities of aged garlic extract*, phytomedicine, 5(4):259–267, 1998

– Lau BH., J Nutr. : *Suppression of LDL oxidation by garlic compounds is a possible mechanism of cardiovascular health benefit*, American Society for Nutrition J. Nutr 136(3):765S–768S, 2006

– Lau BHS., Lau MD., Yamasaki .T, Gridley DS. : *Garlic compounds modulate macrophage and T–lymphocyte functions*, Mol. Biother 3:103–107, 1991

– Lau G.H.S. : *Detoxifying, radio–protective and phagocyte-enhancing effects of garlic*, Int.Clin.Nutr.Pev 9:27–31, 1989

– Lawson LD., Bauer REds. : *Garlic: a review of its medicinal effects and indicated active compounds*, Chemistry and Biological activity, 691:176–209, 1998

– Lawson LD., Ransom DK. : *Inhibition of whole blood platelet–*

aggregation by compounds in garlic clove extracts and commerial garlic products, Thromb, Res 65:141-156, 1992

- Lawson LD .: *Effect of garlic on serum lipids*, JAMA 280(18):1568, 1998

- Lawson LD., Bauer REds. : *Garlic; a review of its medicinal effects and indicated active compounds*, Chemistry and Biological activity, 691:176-209, 1998

- Lembo G., Balato N., Patruno C. : *Allergic contact dermatitis due to garlic*, Contact Dermatitis, 25:330-331, 1991

- Leung DY.: *Atopic dermatitis : the skin as a window into the pthogenesis of chronic allergic disease*, J. Allergy Clin, Immunol 96(3):302-318, 1995

- Lin MC., Wang EJ., Patten C., Lee MJ., Xiao F., Reuhl KR., Yang CS. : *Protective effects of garlic and related organosulfur compounds on acetaminophen-induced hepatotoxicity in mice*, J. Biochem. Toxicol, 11:11-20, 1996

- Makheja AN., Bailey JM. : *Antiplatelet constituents of garlic and onion*, Agents Actions, 29(3-4):360-363, 1990

- McMahon FG., Vargas R. : *Can garlic lower blood pressure?*, A pilot study, Pharmacotherapy, 13(4):406-407, 1993

- MD Anderson Cancer Center [The University of Texas], 2002; *Mayo Clinic staff*, 2004; WHO, 1999

- Mitchell JR. : *Acetaminophen toxicity*, N.Engl.J.Med 319:1601-1602, 1998

- Morioka N., Sze LL., Morton DL., Irie RF. : *A protein fraction from aged garlic extract enhances cytotoxicity and proliferation of human lyphocytes mediated by interleukin–2 and concanavalin A*, Cancer Immunol. immunother, 37:316–322, 1993

– Moriguchi T., Matsuura H., Kodera Y., Itakura Y., Katsuki H., Saito H., Nishiyama N. : *Neurotropic activity of organosulfur compounds having a thioallyl group on cultured rat hippocampal neurons*, Neurochem Res 22:1449–1452, 1997

– Moriguchi T., Takashina K., Chu PJ., Saito H., Nishiyama N. : *Prolongation of life span improved learning in the senescences accelerated mouse produced by aged garlic extract*, Biol Pharm Bull 17:1589–1549, 1994

– Munday JS., James KA., Fray LM., Kirkwood SW., Thompson KG. : *Daily supplementation with aged garlic extract, but not raw garlic, protects low density lipoprotein against in vitro oxidation*, Atherosclerosis 143:399?404, 1999

– Nakagawa S., Kasuga S., Matsuura H. : *Prevention of liver damage by aged garlic extract and its induced toxicities*, Food Chem, Toxicol 34:963–969, 1989

– Nakagawa S., Yoshida S., Hirao Y., Kasuga S., Fuwa T. : *Cytoprotective activity of components of garlic, ginseng and ciuqjia on hepatocyte injury induced by carbon tetrachloride in vitro*, Hiroshima J. Med, Sci 34:303–309, 1985

– Narasimhan N., Weller PE., Buben JA., Wiley RA., Hanzlik RP. : *Microsomal metabolism and covalent binding of <3H/14C>-bromobenzene. Evidence for quinones as reactive metabolites,*

Xenobiotica 18:491–499, 1988

- Orekhov AN., Grunwald J. : *Effects of garlic on atherosclerosis*, Nutrition 13:656?663, 1997

- O`Gara E.A., Hill.D.J, and Masalin D.J. : *activities of garlic oil garlic powder and their diallyl constinents against Helicobacter pylori*, Appl Environ Microbiol, 66.2269–2273, 2002

- Potter JD. : *Vegetables, fruit, and cancer*, Alcohol Alcohol, 366:527–530, 2005

- Richard S. Rivlin, Matthew Budoff, and Harunobu Amagase.: *Significance of Garlic and Its Constituents in Cancer and Cardiovascular Disease*, J. Nutr 136:716S–725S, 2006

- Sendl A., Elbl G., Steinke B., Redl K., Breu W., Wagner H. : *Comparative pharmacological investigations of Allium ursinum and Allium sativum*, Planta Medica. 58:1?7, 1992

- Silagy C., Neil A. : *Garlic as a lipid lowering agent-a meta-analysis*, J R Coll Physician Lond 28(1):39–45, 1994

- Slowing K., Ganado P., Sanz M., Ruiz e, Beecher C., Tejerina T. : *Effect of garlic on cholesterol–fed rats Nutrition and Health Benefits of Garlic as a Supplement*, Newport Beach, CA, USA, Now. J.Nutr. supplements, in press, 1998

- Srivastava KC., Tyagi OD : *Effects of a garlic–derived principle (ajoene) on aggregation and arachidonic acid metabolism in human blood platelets*, Prostaglandins Leukot Essent Fatty Acids 49(2):587–95, 1993

- Steiner M., Khan AH., Holbert D., Lin RI. : *A double–blind crossover* study in moderately hypercholesterolemic men that compared the effect of aged garlic extract and placebo administration on blood lipids, Am J Clin Nutr 64(6):866–870, 1996

– Steiner M., Lin RS. : *Changes in platelet function and susceptibility of lipoproteins to oxidation associated with administration of aged garlic extract*, J cardiovascul Pharmacol 31:904–908, 1998

– Steinmetz KA., Potter JD. : *Vegetables, fruit, and the prevention cancer*, A review, J Am Diet Assoc. 96:1027–1039, 1996

– Strange P., Skov L., Lisby S., Nielsen PL., Baadsgaard O. : *Staphylococcal enterotoxin B applied on intact normal and intact atopic skin induces dermatitis*, Arch, Dermatol 132(1):27–33, 1996

– Sumioka I., Matsura T., Kasuga S., Itakura Y., Yamada K. : *Mechani of protection by S-allylmercaptoxysteine against acetaminophen-induced liver injury in mice*, Jpn.J.Pharmacol 78:199–207, 1998

– Takasu J., Uykimpang R., Sunga MA., Amagase H., Niihara Y. : *Aged garlic extract is a potential therapy for sicklet–cell anemia*, J Nutr 136(3):803S–805S, 2002

– Tanaka Y., Kataoka M., Konishi Y., Nishimune T., Takagaki Y. : *Effects of vegetable foods on β–hexosaminidase release from rat basophilic leukemia cells(RBL–2H3)*, Jpn.J.Toxicol.Environ, Health 38:418–424, 1992

– Usui T., Suzuki S. : *Isolation and identification of antiallergic substance from garlic*, Natural, Med 50(2):135–137, 1996

– Verena M. Dirsch, Alexandra K. Kiemer, Hildebert Wagner and Angelika

M. : *Vollmar a Institute of Pharmacology, Toxicology and Pharmacy,* Kiginstr, 16, D−80539 Munich, Germany

− Wang BH., Zuzel KA., Rahman K., Billington D. : *Treatment with aged garlic extract protects against bromobenzene toxicity to precision cut rat liver slices,* Toxicology 132:215−225, 1999

− Wang FJ., Li Y., Lin M., Chen L., Stein AP., Reuhl KR., Yang CS. : *Protective effects of garlic and related organosulfur compounds on acetaminophen−induced hepatotoxicity in mice,* Toxicol. Appl. Pharmaol 136:146−154, 1996

− Wang BH., Zuzel KA., Rahman K., Billington D. : *Treatment with aged garlic extract protects against bromobenzene toxicity to precision cut rat liver slices,* Toxicology 132:215−225, 1999

− Warshafsky S., Kamer RS., Sivak SL. : *Effect of garlic on total serum cholesterol,* A meta−analysis.Ann Intern Med, 119(7 Pt 1):599−605, 1993

− Yamasaki T., Lin L., Lau B.H.S. : *Garlic compounds protect vascular endothelial cells from hydrogen peroxide-induced oxidant injury,* Phytother Res 8:408−412, 1994

− Zhang YX., Saito H., Nishiyama N. : *Thymectomy induced deterioration of learning and memory in mice,* Brain Res 658:127−134, 1994

− Zhang YX., Saito H., Nishiyama N. : *Ameliorationg effect of aged garlic estract(AGE) on learning behaviors in thymectomized SAM,* The SAM Model of Senescence, Taked T. (ed), pp.447−450. Elsevier Sci. B.V.,1996

3. 인터넷사이트

http://blog.daum.net/gamcho16/18318597

http://blog.empas.com/myinner/read.html?a=13032996

http://blog.joins.com/lkh7633/9360848

http://blog.naver.com/aitiankong/60050061570

http://blog.naver.com/hoontoday/50021073329

http://blog.naver.com/njsa4719/100016298822

http://blog.naver.com/ss1666621/70022748180

http://cafe.naver.com/antiagingskin/96

http://cafe.naver.com/hellonight

http://cafe.naver.com/ilovebalhyo/26

http://cafe.naver.com/myhealth365

http://cafe.naver.com/neobiobiz.cafe

http://cafe.naver.com/remonterrace/2951741)

http://cafe.naver.com/ryujoy1000

http://cafe.naver.com/skmarket

http://cafe.naver.com/vinegarhealth/1227

http://e-menshealth.design.co.kr

http://en.wikipedia.org/wiki/Benzopyrene

http://jdm0777.com.ne.kr/a-yakchotxt/sandoraji.htm

http://luxcozy.tistory.com/164

http://tong.nate.com/twostones/45172028

http://tong.nate.com/yhkang51/21117075

http://www.alherb.com

http://www.allicin.com

http://www.ars-grin.gov/duke

http://www.dietitian.or.kr

http://www.ezday.co.kr

http://www.foodsubs.com

http://www.garlicfestival.com

http://www.garlicislife.com/lore.heml

http://www.garlickorea.com

http://www.herbalgram.org

http://www.herbalmanac.com

http://www.lovecook.or.kr

http://www.pinokio.or.kr/life/health/7.htm

http://www.prettygarlic.com

http://www.rrdi.go.kr/

http://www.spice21.com

http://www.ssgarlic.co.kr/info02_09.htm

http://www.5aday.com

http://essen.ismg.co.kr/woman/interview/in_interview_view.php?cd_code
-208&no_zine-3415&ds_code-48&no_year_month-

4. 뉴스기사

- 연합뉴스 기사 〈암을 이기는 한국인의 음식〉 ⑧김치,(박건영 교수 = 부산대 식
  품영양학과, 대한암예방학회 회장) 2005-11-23 06:04, - KISTI 〈글로벌
  동향브리핑(GTB)〉 : 항산화제의 새로운 작용 기전 규명〉, 2007-08-22

저자소개

성 명 김 미 리(金 美 利/Kim, Mee Ree)

연락처 충남대학교 생활과학대학 생활과학대학

　　　　Tel) 042-821-6837/6800 E-mail) mrkim@cnu.ac.kr

학위 사항

1984. 3~1988. 2. 서울대학교 대학원 식품영양학과 졸업, 이학박사

1979. 3~1981. 2. 서울대학교 대학원 식품영양학과 졸업, 가정학석사

1975. 3~1974. 2. 서울대학교 가정대학 식품영양학과 졸업, 가정학사

경력 사항

2005. 4~2007. 3. 충남대학교 생활과학대학 학장

2005. 4~2007. 3. 충남대학교 생활과학연구소 소장

1985. 2~2006. 현 충남대학교 생활과학대학 식품영양학과 교수

1998. 4~1999. 8. 충남대학교 생활과학대학 부학장

1999. 9~2000. 8. 미국 위스콘신대학교 Visiting Professor

1989. 9~1991. 8. 충남대학교 가정대학 식품영양학과 학과장

1993. 4~1994. 12. 충남대학교 가정대학 학생과장

2006.3~현재. 교육과학기술부 BK21 사업팀장

2007.1~2009.1 한국생명공학연구원 겸임연구원

2005.7~2007.7 직물과학원 겸임연구관

2006. 5~현재. 보건복지부 식품의약품안전청 건강기능식품심의위원

1994.12~1995. 2. 충남대학교 가정대학 교학과장

학회활동

2003. 10~현재. 한국식품조리과학회 부회장 역임

1981. 9~현재. 한국식품과학회 편집위원 역임, 현 평의원

1998~현재. 동아시아식생활학회 차기회장

1983. 6~현재. 한국식품영양과학회 현 부회장

1992~현재. 미국식품과학회 정회원

2003. 1~2004. 3. 한국학술진흥재단 학술연구 심사평가위원회 위원

2003. 10~2004. 10. 제14차 Crucifer Genomics, 제 4차 ISHS Symposium Scientific Committee

2008. 1.~현재. Food Sci Biotechnol(SCIE) 편집위원

2006. 1.~현재. J. Medicinal Food(SCI) 편집위원

2007. 1.~2008. 12 한국식품과학회 관능검사분과위원회 위원장

수상

2001. 한국과학기술단체총연합회제-11회 과학기술우수논문상

2002. 한국식품영양과학회-FOSS 학술상

2003. 동아시아식생활학회-우수 논문 포스터 상

2003. 충남대학교-우수연구교수

2003. 한국식품과학회-대학원(오상희)생 우수논문상(지도교수)

2004. 한국식품영양과학회-대학원생(서지현)우수논문상(지도교수)

2004. 한국과학기술단체총연합회-제14회 과학기술우수논문상

2004. 충남대학교-우수교수

2005. 한국식품과학회-대학원(Penelope)생 우수논문상(지도교수)

2005. 충남대학교-우수교수

2006. 한국조리과학회-포스터상 수상

2006. 동아시아식생활학회-학술상

2007. 한국식품과학회-우수포스터상

2007. 동아시아식생활학회-우수포스터상

2008. 한국식품조리과학회-학술상

저서

- 《조리과학》, 2001, 교문사, 김미리외

- 《조리과학용어사전》, 2003, 교문사, 김미리외

- 《식품평가법》, 2004, 효일문화사, 김미리 외 2인

- 《현대인의 음식보감》, 2004, 교문사, 김미리외 1인

- 《식생활과 다이어트》, 정영진, 김성애, 손천배, 김미리, 이선영, 육홍선, 파워
  북, 2008. 03. 05

- 《과학으로 풀어 쓴 식품과 조리원리》, 이주희, 김미리, 민혜선, 이영은, 송은
  승, 권순자, 김미정, 송효남, 교문사, 2008-09-10

- 《식품화학》, 김미리외 2009.2. 파워북

- 《식생활관리》, 김미리외 2009.2 파워북,

논문

국제저명학술지(SCI) 75편

국내등재학술지(KSCI) 140편

한언의 사명선언문

Since 3rd day of January, 1998

Our Mission — · 우리는 새로운 지식을 창출, 전파하여 전 인류가 이를 공유케 함으로써 인류문화의 발전과 행복에 이바지한다.

— · 우리는 끊임없이 학습하는 조직으로서 자신과 조직의 발전을 위해 쉼없이 노력하며, 궁극적으로는 세계적 컨텐츠 그룹을 지향한다.

— · 우리는 정신적, 물질적으로 최고 수준의 복지를 실현하기 위해 노력하며, 명실공히 초일류 사원들의 집합체로서 부끄럼없이 행동한다.

Our Vision   한언은 컨텐츠 기업의 선도적 성공모델이 된다.

저희 한언인들은 위와 같은 사명을 항상 가슴 속에 간직하고
좋은 책을 만들기 위해 최선을 다하고 있습니다.
독자 여러분의 아낌없는 충고와 격려를 부탁드립니다.

· 한언 가족 ·

HanEon′s Mission statement

Our Mission — · We create and broadcast new knowledge for the advancement and happiness of the whole human race.

— · We do our best to improve ourselves and the organization, with the ultimate goal of striving to be the best content group in the world.

— · We try to realize the highest quality of welfare system in both mental and physical ways and we behave in a manner that reflects our mission as proud members of HanEon Community.

Our Vision   HanEon will be the leading Success Model of the content group.